高等学校"十三五"学前教育专业规划教材

学前儿童卫生学

第二版

主　编　韦小明　王丽莉
副主编　朱焕芝　李传瑛

U0250114

南京大学出版社

图书在版编目(CIP)数据

学前儿童卫生学 / 韦小明，王丽莉主编. — 2 版

. — 南京：南京大学出版社，2017.12

高等学校"十三五"学前教育专业规划教材

ISBN 978 - 7 - 305 - 19768 - 0

Ⅰ.①学… Ⅱ.①韦… ②王… Ⅲ.①学前儿童—儿

童少年卫生—高等学校—教材 Ⅳ.①R179

中国版本图书馆 CIP 数据核字(2017)第 317769 号

出版发行　南京大学出版社
社　　址　南京市汉口路 22 号　　　　邮　编　210093
出版人　金鑫荣

丛 书 名　高等学校"十三五"学前教育专业规划教材
书　　名　学前儿童卫生学(第二版)
主　　编　韦小明　王丽莉
责任编辑　丁　群　钱梦菊　　　　　编辑热线　025 - 83596923

照　　排　南京南琳图文制作有限公司
印　　刷　南京理工大学资产经营有限公司
开　　本　787×960　1/16　印张 11.5　字数 220 千
版　　次　2017 年 12 月第 2 版　　2017 年 12 月第 1 次印刷
ISBN 978 - 7 - 305 - 19768 - 0
定　　价　29.80 元

网址：http://www.njupco.com
官方微博：http://weibo.com/njupco
微信服务号：njuyuexue
销售咨询热线：(025) 83594756

第二版前言

　　"学前儿童卫生学"是学前教育专业中的一门理论课程,它是学前儿童心理学与学前儿童教育学等相关学科的基础,也是指导幼儿教师保教活动和幼儿园管理者工作的实践性极强的专业课程。本课程涉及面广,综合了生物学、心理学、教育学、卫生学、营养学等众多学科,因此具有理论性、实践性、综合性等特点,属于学前教育专业中具有边缘学科性质的主干课程。

　　本书于2013年8月由南京大学出版社出版,除了作为高等院校学前教育专业课程的教材之外,同时也为幼儿教师在职培训和学习提供了参考。为了使这本《学前儿童卫生学》更好地反映相关学科的理论与实践的新发展,更好地适应高等院校教学发展和幼教实践的需要,编写组又启动了教材的修订工作。

　　修订后,第二版教材最主要的变化是:

　　第一,紧扣相关学科理论与实践发展的前沿资讯,针对性地进行内容调整。本次修订对第五章、第七章的部分内容做了相应更新与补充,确保内容具有先进性、时代性和科学性。

　　第二,对每一章节的内容和文字做了必要且分量不等的增删和认真的推敲,使涉及的相关概念和关系更加明晰和趋向准确。

　　我们希望修订版的《学前儿童卫生学》能够以更为科学合理的知识体系,更为丰富实用的教学和辅学内容,更好地适应高等院校学前教育专业的改革发展和教学实践。

　　由于编写时间紧迫,编者能力有限,本书难免存在诸多不足,我们热切期盼着读者朋友们的批评和建议。

　　感谢策划编辑丁群女士一直以来对教材的编写、使用、修订所给予的关心和支持。

韦小明

2017. 11

目 录

微信扫一扫

✓课件申请
✓样书申请
✓教学资源

教师服务入口

✓参考资料
✓习题解析
✓加入教师资格考试圈

学生服务入口

关注"南大悦学"

绪 论

　　学前儿童卫生学是一门研究保护和增进学龄前儿童,特别是3~6岁幼儿健康的一门学科。学前儿童卫生学的任务就是研究学前儿童的机体(健康和发育状况)与教育及生活环境间的相互关系;分析影响学前儿童健康的各种因素,充分利用各种积极的有利因素以增强体质,控制各种消极的不利的因素以减少疾病;根据相关理论与研究,提出相应的卫生要求,并采取适当的卫生措施。

　　学前儿童卫生学的目的是创造一个良好的环境,以保护学前儿童的健康,增强他们的体质,促进他们的发育,保证学前教育机构的教育和保育任务的顺利实施和完成。健康就是学前儿童卫生学最核心的概念之一。

一、健康新概念

　　健康是生活质量的支柱,是人类最宝贵的财富。20世纪前,人们认为"身体没有病,不虚弱,就是健康"。其实,这样的认识是不准确、不全面的。随着社会的发展,人们生活水平的提高,医学模式的转变以及疾病谱与死亡谱的变化,人们的健康观念发生了根本的转变,对健康的定义也不断丰富完善。

　　1948年,世界卫生组织(WHO)在其《宪章》中提出的健康定义是:"健康不仅是没有疾病和衰弱,而是保持体格方面、精神方面和社会方面的完美状态。"1978年,国际初级卫生保健大会在《阿拉木图宣言》中,又重申"健康不仅是疾病体弱的匿迹,而且是身心健康、社会幸福的完美状态。"这个概念不仅阐明了生物学因素与健康的关系,而且强调了心理、社会因素对人体健康的影响。生理完美状态是指身体各系统无疾病。心理社会方面的完美状态是指一种持续的、积极的内心体验、良好的社会适应能力,能有效地发挥个人的身心潜能和社会功能。1990年,世界卫生组织(WHO)关于健康的概念有了新的发展,把道德修养纳入了健康的范畴。健康不仅涉及人的体能方面,也涉及人的精神方面,即将道德修养作为精神健康的内涵。其内容包括:健康者不以损害他人的利益来满足自己的需要,能够辨别真与伪、善与恶、美与丑、荣与辱等是非观念,能按照社会行为的规范准则来约束自己及支配自己的思想和行为,把道德健康纳入健康的大范畴。新的健康概念告诉人们,健康不再是单纯的生理上的无病痛与伤残,而是涵盖了生理、心理、社会及道德健康。这是一种整体的、积极向上的健康观。新的健康观念说明了人们对健康的理解越来越科学,越来越完善,对自身健康要求越来越高,对幸福的追求越来越趋完美。

世界卫生组织还提出了健康人应达到的十条具体标准:① 精力充沛,能从容应对日常生活和普通工作;② 处世乐观,态度积极,乐于承担任务而不苛刻和挑剔;③ 能够正常入睡,睡眠良好;④ 应变能力强,能适应各种环境的各种变化;⑤ 免疫机能正常,对一般的感冒和传染病有一定的抵抗力;⑥ 体重适当,体型匀称,身体各部分比例协调;⑦ 眼睛明亮,反应敏锐,眼睑不发炎;⑧ 牙齿清洁,无缺损,无疼痛;牙龈颜色正常,无出血;⑨ 头发有光泽,少头屑;⑩ 肌肉、皮肤有弹性,走路轻松。

随着人们对健康的深入了解,对疾病的理解也发生了质的改变,疾病不再是由单纯的生物因素(如遗传、细菌、病毒、寄生虫等)所引起,许多疾病特别是中老年人常见的慢性非传染性疾病(如高血压、冠心病、肿瘤等)多由心理行为与社会因素所致,有些疾病甚至由他人的不良行为(如吸烟行为等)所致。因此,只有在躯体的、心理的、社会的各层面之间保持相对的平衡和良好的状态,才能称得上完全的健康。

综上所述,对"健康"的认识可以从以下四个方面理解:

(1)"健康"涵盖了生理、心理与社会三个方面。生理意义的健康,指躯体与器官的健康,要求无病而且健壮;心理意义的健康,指精神与智力的正常;社会意义上的健康,指有良好的人际交往与社会适应能力。三方面均衡发展的人,才是一个健康的人。

(2)"健康"是一个动态的概念。"健康"与"疾病"处于同一轴线的两个不同的端点。在特定的条件下,健康与疾病共存。健康也有一般意义上的和最高意义上的区别。一个人在其一生中,健康状态也是处于变化过程中。只有努力地追求,才能保持一种健康的状态;在一旦患了疾病以后,又能尽快地控制,并向健康的一端发展。

(3)疾病包括精神与生理两个方面,病因包括生物和社会文化两部分。不少疾病从生理意义上来看,是由于致病菌、病毒引起的,但从社会文化上来看,贫困、营养不良、不良卫生习惯、不健康生活方式、过度劳累等是主要因素。

(4)医学模式已由原来的单纯"生物医学模式"演变成为"生物—心理—社会"医学模式。这是一种崭新的观念,它拓宽了治疗与预防的领域,无论在内涵上,还是所涉及的策略上都发生了深刻的变化。

明确含义,树立整体的健康观,是从事学前教育工作的观念基础。学前教育的最终目标就是要促使儿童身心和谐、健康的发展。因此,学前儿童卫生学的研究内容包括:学前儿童生理解剖特点与卫生保健措施和学前儿童生长发育规律及不同时期的发育动态,遗传和不同环境条件对生长发育的影响,对学前儿童生长发育水平的评价的方法;研究学前儿童疾病预防,研究对学前儿童危害最大的常见病的发生发展规律,以便有效地加以预防和控制;研究学前儿童心理卫生,预防和矫治不正常的心理状态;研究学前儿童营养需要量及如何保证获得必需的营养物质,有利于儿童发育;要根据学前儿童的年龄特点及大脑皮层的生理特性制定科学的生活制度,合理安排学前儿童生活作息制度;研究托幼机构如何合理科学地开展保教活动与进行体育锻炼,以实现增强学前儿童体质及预防疾病的目标;研究托幼机构环境的创设,为儿童营建有益于其成长发展的内外环境;研究如何有效地开展健康教育及如何培养他们的卫生习惯,使他们自幼养成良好的生活方式。

二、维护和增进学前儿童健康的重要意义

学前时期是人生发展的最初阶段。在这一阶段中,学前儿童身体和心理能否得到健康的发展,不仅关系到学前儿童现阶段的发展及其一生的健康,而且还关系到社会的发展、人类的进步以及民族、国家的兴旺。保证学前儿童正常的生长发育,促使学前儿童身心健康发展,是学前教育机构的重要任务。

从学前儿童的发展来看,学前时期,正处于一个人生命刚刚起步、开始发展的阶段,其身体的基础还相当薄弱,身体各个器官、系统的发育不够成熟,机体组织比较柔嫩,机能不够完善,机体对自然环境影响的调节和适应能力较差,对疾病的抵抗能力较弱,机体易受损伤、易感染各种疾病,而且,肌肉的力量也较弱,耐力较差,动作不够平稳、准确、灵敏和协调,身体素质较薄弱。但同时,学前时期的儿童生长发育又十分迅速和旺盛,处于不断发展的阶段,这就为发展学前儿童的身体提供了最有利和有效的时机。维护和增进学前儿童身体健康乃是学前时期的首要任务,它是实现学前儿童全面、和谐发展的基础和重要条件。

学前时期还是心理发育和发展的重要时期,学前儿童对于外界环境及其变化的影响十分敏感,极易受到各种不良因素的影响,心理能力很脆弱,自我评价和自我调节的能力还很差……而且,学前儿童的心理与身体之间又是相互关联、相互影响的。大量的研究与事实已证明,学前儿童的情绪、行为以及对自我的认识与态度等心理方面的因素,对其身体的发育和发展具有相当重要的影响。因

而,我们要爱护学前儿童、尊重学前儿童,注意保护学前儿童的心理不受伤害,使学前儿童能在学前教育机构中愉快地生活和学习,同时,也要努力培养学前儿童积极的情绪情感、和谐的个性以及良好的社会适应能力。这不仅有助于学前儿童心理的健康发展,而且也能为学前儿童身体健康的发展提供必要的条件。学前儿童身心的健康发展,还将为其一生的健康奠定良好的基础。

从社会的发展来看,现代社会也需要身心健康的公民去从事社会的各项工作,这是促使社会进步与发展的重要条件。而重视学前儿童的身心健康,不断地提高学前儿童的健康水平,必将能提高新一代人的素质,从而使其将来能更好地适应社会多方面发展的需要,更好地为社会做出贡献。从这一点上看,它也是提高人口素质、民族素质的重要方面。

三、学前儿童健康的主要标志

学前儿童健康是指学前儿童期各个器官、组织能正常生长发育,能较好地抵抗各种急、慢性疾病;性格开朗,情绪乐观,无心理障碍;对环境有较快的适应能力。关于学前儿童健康的标志普遍认为包括以下三个方面。

(一) 身体健康

(1) 生长发育良好,体型正常,身体姿势端正。身高、体重、头围、胸围等各项指标的数值均在该年龄组的正常范围,身材比例符合该年龄组儿童发展的一般规律;身体各器官的生理功能正常,并处于不断完善的过程之中;身体无疾病和缺陷;食欲良好,睡眠良好,精力较充沛等。

(2) 机体对内外环境有一定的适应能力,具有一定的抵抗疾病能力,较少得病。

(3) 体能发展良好;身体的基本动作能适时地产生;各种基本动作技能能够不断提高;肌肉较有力,身体动作较平稳、灵活和协调;手眼的协调能力发展良好等。

(二) 心理健康

学前儿童心理健康的重要标志是情绪反应适度、自我体验愉悦、社会适应力好、心理发展达到相应年龄组学前儿童的正常水平。一般认为可以从动作、认知、情绪、行为及人际关系等方面衡量。

1. 动作发展正常

婴儿早期动作的发展为心理发展创造条件,心理是在活动中产生的,并表现在活动中。早期动作的发展在一定程度上反映着心理发展的水平。早期动作的发展过于迟缓,可以预示以后智力发展上的障碍。

2. 认知发展正常

求知欲较强。学前儿童喜欢提问题并积极寻求解答;学习时或完成任何力所能及的任务时，注意力集中，记忆力正常；爱说话，语言表达能力同年龄相符，无口吃情况；生活中对力所能及的事，乐于自己做，不过分依赖别人的帮助，能比较认真地完成别人委托的事。

3. 情绪积极向上

情绪基本上是愉快、稳定的。学前儿童不经常发怒，不无故摔打玩具与其他什物；生活起居正常，能按时入睡，睡眠安稳，少梦魇，无吮吸手指或咬物入睡的习惯；基本上能听从成人的合理嘱咐，不过分地挑食、拣穿，不经常无理取闹。

4. 人际关系融洽

学前儿童之间的交往活动是一种全新的人际关系的体现，它既是维持心理健康的重要条件，也是获得心理健康的必要途径。心理健康的学前儿童乐于与人交往，能与伙伴合作，会跟伙伴快乐地游戏。心理不健康的学前儿童，其人际关系往往是失调的，或自己远离同伴，或成为群体中不受欢迎的人。

5. 性格特征良好

性格是个性的最核心、最本质的表现，它反映在对客观现实的稳定态度和习惯化了的行为方式之中。心理健康的儿童，一般具有热情、勇敢、自信、主动、诚实等性格特征。

6. 没有严重的心理问题

在日常生活中，一个心理健康的儿童应该表现出：有充沛的精力；心情开朗、愉快，乐观；态度积极主动；能与小朋友和睦相处，在集体中受到欢迎和信任；能较好地适应环境的变化；没有不良行为、不良习惯；注意力能集中；睡眠好。

（三）良好的社会适应

社会适应是指个体为了适应社会生活环境而调整自己的行为习惯或态度的过程。在社会生活中，每一个人都有人际交往、合作、友情、尊重等愿望和需要，这些需要的满足，都依赖于自己对社会的适应，同时，它们又能促进社会适应能力的发展。

对学前儿童来说，良好的社会适应能力主要表现在：能较快地融入集体生活的能力；乐于与人交往合作，有良好的人际关系的适应能力；能积极主动地应付各种压力，以保持与环境之间及自身内在的平衡。

四、影响学前儿童健康的因素

健康是诸多相互交叉、渗透、影响和制约的因素交互作用的结果，个体的遗传素质和变幻不定的环境因素对学前儿童身心发展的进程产生重要的影响。学前儿童的身体、心理和社会适应的健全状态与他们所处的自然和社会环境有关，也与其自身的状况有关;同时,还与其作用于环境的方式以及环境的反作用有关。影响学前儿童健康的主要因素有四类:环境因素、生理因素、生活方式因素、卫生保健设施因素。

(一) 生理因素

生理因素是对学前儿童健康产生重大影响的生物学因素。生理因素包括细胞、组织、器官和系统的机能,以及在不同环境下机体的各个组成部分和整体的反映。儿童生长发育的特征、潜力、趋向、限度等都受父母双方遗传因素的影响,种族、家族的遗传信息影响深远,如皮肤、头发的颜色、面型特征、身体高矮、性成熟的迟早等,遗传性疾病无论是染色体畸变或代谢缺陷对生长发育均有影响。学前儿童正处于迅速生长发育的过程中,其机体的生理状态在不断变化。机体自身某一部分的发育障碍,或者机体遭受损伤等,都会影响学前儿童的身心健康。例如,由于病变、外伤、中毒等原因而引起学前儿童神经系统,特别是脑的损伤,会随之发生个体生理活动失常,还可引发机体特别是各内脏器官器质性或功能性的继发改变以及心理活动的某些变化。

(二) 环境因素

1. 自然环境

良好的自然环境能为学前儿童提供各种物质条件,维持和促进其正常的生命活动和健康的发展,也会为他们提供各种精神条件,使他们愉悦、积极向上。如充足的阳光、新鲜的空气、清洁的水源、合理的膳食、安全的设施等都是保证和促进学前儿童健康的重要条件。

2007 年世界卫生组织发布了名为《评价与接触化学品有关的儿童健康风险原则》的报告。这份长达 351 页的报告,由 18 个国家 24 位专家共同完成。报告指出:"5 岁以下的儿童中,33%以上的疾病,是由环境暴露造成的。"

"孩子不是小个子的成人",世卫组织区域间研究组组长特里博士在报告中表示,"他们特别脆弱,接触环境污染物后的反应比成人严重得多"。报告透露,全球所有的疾病中,30%是由环境因素引起的,其中 40%发生在 5 岁以下的孩子身上,每年约有 300 万名孩子因此死亡。

2. 社会环境

(1) 家庭

家庭的诸多因素都会给学前儿童的生长发育和身心健康带来影响。家庭生活氛围、家长的养育态度与教养方式、家庭生活方式等对学前儿童健康都会产生深刻的影响。

(2) 幼儿园

幼儿园是学前儿童生活的小社会,是影响学前儿童健康的又一个重要的社会环境。幼儿园园舍、设备等物质环境与精神环境直接影响学前儿童的健康状况。

（3）社区

幼儿园作为社区的一个组成部分,是社区的小环境。从这个意义上说,即使还没有社区环境的幼儿园、农村的乡镇幼儿园等也与此有关,应当思考如何打破封闭的格局,与周围社会环境有机结合的问题。

幼儿园周围的社区是学前儿童熟悉的地方,学前儿童生活在这里,社区的自然环境和人文环境对其身心健康产生影响。幼儿园要与其所处的社区、与学前儿童家庭所处的社区密切结合,将幼儿园健康教育扩展到社区,如利用社区中的医疗卫生机构、服务设施等资源开展教育,要充分发挥各自的优势和特点,丰富教育内容,共同为促进学前儿童健康发展服务。

（三）生活方式因素

生活方式是指人们长期受一定的社会经济、文化、传统风俗、规范等影响,特别是受家庭影响而形成的一系列生活习惯、生活模式和生活意识。它包括人们的衣、食、住、行、休息、娱乐、社会交往等各个方面。

生活方式作为人们遵循的生活轨迹,具有正与负两个侧面。良好的生活方式有益于人的健康,而不良的生活方式则有损于人的健康。例如,为学前儿童提供合理、平衡的膳食是保证学前儿童机体正常发育的重要条件,但如果儿童长期挑食、偏食,则会造成体内某种营养素的过多或缺乏,从而导致生长发育迟缓或疾病的发生,影响健康。

学前儿童正处于初步形成自己的生活方式的阶段,帮助他们接受和逐步形成良好的生活方式,不仅有益于学前儿童的健康成长,而且还将对其一生的健康产生重要的影响。有益于学前儿童健康的生活方式主要有:生活有规律,具有良好的生活习惯和卫生习惯,积极参加体育锻炼,懂得爱惜自己,等等。

（四）卫生保健设施因素

卫生保健设施主要是指社会为保护人们的健康、防治疾病提供的有关预防服务、保健服务、医疗服务和康复服务。

社会专门为儿童提供卫生保健服务的小儿卫生保健设施,其服务的种类和质量将直接影响到学前儿童的健康状况。完善儿童卫生保健设施,提高儿童卫生保健服务的水平和质量,是保证儿童健康的重要方面。随着医学的发展以及社会的进步,我国儿童保健的社会服务已基本形成较为系统的网络体系。不仅如此,儿童卫生保健的服务还逐渐从医疗服务扩展到预防服务、保健服务和康复服务等方面,并且从仅仅对儿童生理的保健扩大到对儿童心理的保健,所有这些均为我国儿童的健康发展提供了良好的社会保障。

复习与思考

1. 什么是健康?
2. 学前儿童健康的标志是什么?
3. 影响学前儿童体格发育的因素有哪几个方面?
4. 学前儿童卫生学的研究目的与任务是什么?

第一章 学前儿童各系统、器官生理解剖特点和保育

一、概述

运动系统由骨、骨连结和骨骼肌三部分组成,是人们从事劳动和运动的主要器官。它构成人体的基本轮廓,并有支持人体体重、维持人体姿势、保护内脏器官和造血等功能。可以活动的骨连结叫关节;骨和骨连结组成人体的支架,叫作骨骼。肌肉跨过关节,由两端的肌腱与骨相连,并包围着骨骼。肌肉收到大脑发出的信号而收缩,通过肌腱牵拉骨骼,以关节为支点,产生相应的动作。

(一) 骨骼

正常人体有 206 块骨,分为头颅骨、躯干骨、上肢骨、下肢骨四个部分,全身骨骼以脊柱为中心,支撑着身体。从正面看,一个人的躯干是挺直的,从侧面看脊柱有四道生理性弯曲。这些弯曲可以减轻运动时对脑的冲击力,保护脑组织,能够平衡身体,并能负重。儿童的骨骼的数量却比成人多,因为儿童的一些骨骼还没有愈合,如儿童的骶骨有 5 块,长大成人后才合为 1 块。

1. 骨的分类

人体的骨按其形状可分为长骨、短骨、扁骨和不规则骨。

(1) 长骨,分为中间部稍细的骨干和两端膨大的骺。骨干呈管状,内有髓腔,容纳骨髓。骨干和骺在幼年时隔以骺软骨,成年后骺软骨完全骨化,骨干与骺合为一体。长骨主要分布于四肢,在肌肉牵引下进行大幅度的运动。

（2）短骨，形状近似立方形，多在承受压力较大而运动又较复杂的部位，彼此稳固连接，如腕骨和跗骨等。

（3）扁骨，多呈板状，薄而略弯曲，组成容纳重要器官的腔壁，起保护作用，如脑颅骨保护脑。有的扁骨供肌肉的附着，如肩胛骨。

（4）不规则骨，形状不规则，如椎骨。有的不规则骨内有含空气的空腔，称为含气骨，发音时能起共鸣作用，并可减轻骨的重量，如上颌骨。

2. 骨的构成

骨主要由骨质、骨髓和骨膜三部分构成，里面容有丰富的血管和神经组织。长骨的两端是呈蜂窝状的骨松质，中部的是致密坚硬的骨密质，骨中央是骨髓腔，骨髓腔及骨松质的缝隙里容着的是骨髓。在胎儿和新生儿时期，所有的骨髓均有造血功能，呈红色，称红骨髓。六岁后，长骨髓腔内的红骨髓逐渐被脂肪组织代替，失去造血功能，呈黄色，称黄骨髓。成年后，红骨髓只见于骨松质的腔隙内，终身保持造血功能。骨膜是覆盖在骨表面的结缔组织膜，里面有丰富的血管和神经，起营养骨质的作用；同时，骨膜内还有成骨细胞，能增生骨层，有能使受损的骨组织愈合和再生的作用。

造骨细胞和蚀骨细胞这两种骨细胞会不断地在反复进行建造和破坏骨骼的工作。如果形成的比例较高，比如人类的婴儿和青少年两大成长期，骨头便有可能延长、变粗、变致密。

3. 骨的化学成分

骨是由有机物和无机物组成的。有机物主要是蛋白质，使骨具有一定的韧度；而无机物主要是钙质和磷质，使骨具有一定的硬度。人体的骨就是这样由若干比例的有机物以及无机物组成，因此，人骨既有韧度又有硬度，只是所占的比例有所不同；人在不同年龄，骨的有机物与无机物的比例也不同。以儿童及少年的骨为例，有机物的含量比无机物多，故他们的骨柔韧度及可塑性比较高；而老年人的骨，无机物的含量比有机物多，因此他们的骨硬度比较高，容易折断。

4. 骨的生长

人体内大多数的骨是通过软骨成骨的途径完成骨的生长发育的，即在胚胎早期先形成软骨的雏形，以后在软骨的中间部分开始钙化，出生后骨两端的骺软骨也逐渐钙化，儿童时期骺软骨不断增生和骨化，使骨不断增长。12～18岁期间，骺软骨生长速度很快，四肢骨尤其明显；18岁后，骺软骨生长减慢；到了成年，骺软骨层亦全部钙化，骨的长度就不再增加了。

（二）肌肉

肌肉可分为骨骼肌、平滑肌和心肌。骨骼肌能接受大脑的指令而收缩、舒张,使人体产生各种运动,因此又称随意肌。面部的表情肌附着于皮肤,能自如活动,也属骨骼肌。平滑肌分布于内脏器官,不受意识支配,又称不随意肌。心肌只存在于心脏,能自动、有节律地收缩、舒张,产生有节律的搏动。

肌肉的主要成分包括水和蛋白质等物质。成年人肌肉约占体重的40%。年龄越小,肌肉所占体重比例越低,肌肉中水分越多。

肌肉收缩产生力量,力量来源于肌肉中的蛋白质、葡萄糖等储备的能量。经常锻炼,可使肌肉丰满,能源储备充足,力量增强。

(三) 骨连结

骨连结主要有以下三种形式。

1. 直接连结

如颅骨,骨与骨之间有骨缝,随年龄增长,骨缝逐渐骨化。

2. 半直接连结

如椎骨,骨与骨之间的连结物是橡胶样的软骨,使脊柱既能支撑身体,又有弹性,能在一定范围内活动。

3. 关节

关节是四肢骨之间及躯干骨之间连结的主要形式。

关节包括关节面、关节囊和关节腔。关节面包括关节头和关节窝,两者相互嵌合,表面有软骨,可减少活动时产生的摩擦和震动。包围着关节面的纤维组织,叫关节囊,能保护关节;关节囊外有韧带,起固定关节的作用;关节囊与关节面之间的间隙,称关节腔,充满滑液,能润滑关节。

机体不同部位的关节,结构不尽相同,因此,活动范围及牢固程度也不同。如髋关节的关节窝很深,关节头呈球状,大部分嵌合在一起,因此,牢固性很强而活动范围较小,使大腿的活动远不及上肢灵活,但能牢固地支撑身体。上肢的肩、肘、腕部关节因关节窝较浅,活动范围较大,能内伸外展、旋转自如,但牢固性较差,受外力作用时,容易脱臼。

二、学前儿童运动系统的特点

(一) 学前儿童几种主要骨骼的发育

1. 颅骨

颅骨的发育随脑的发育而长大。在头颅的生长过程中,颅骨领先于面骨。婴儿出生时颅骨骨缝尚分开,约于3～4个月时闭合;前囟为顶骨和额骨边缘形成的菱形间隙,其对边中点连线长度在出生时为1.5～2.0 cm,后随颅骨发育而增大,6个月后逐渐骨化而变小,约在1～1.5岁时闭合;后囟为顶骨和枕骨边缘形成的三角形间隙,其出生时很小或已闭合,最迟应在出生后6～8周闭合。囟门闭合的时间,反映婴儿颅骨骨化的程度。

面骨、鼻骨、下颌骨的发育稍晚,1～2岁时面骨变长,下颌骨向前凸出,面部相对变长,整个头颅的垂直直径增加,使婴儿期的颅骨较大,面部较短的圆胖脸形逐渐向儿童期面部较长的脸形发展。

2. 脊柱

脊柱的增长反映脊椎骨的发育,生后第一年脊柱增长快于四肢,1岁以后四肢增长快于脊柱。生理弯曲的形成与直立姿势有关,新生儿时脊柱仅轻微后凸,当3个月抬头时出现颈椎前凸,此为脊柱第一个弯曲;6个月会坐时出现胸椎后凸,为脊柱第2个弯曲;1岁后能行走时出现腰椎前凸,为第3个脊柱弯曲。在小儿从卧位向坐位、站位、行走发展时,随脊柱的增长形成上述3个自然弯曲,有利于身体平衡。7岁前形成的弯曲还不是很固定,当儿童躺下时,弯曲可消失;至6～7岁韧带发育后,这些弯曲才被固定下来;一般在18～25岁,才能完全固定。

在脊柱未完成定型以前,不良的体姿可以导致脊柱变形,发生不该有的弯曲,脊柱的功能也将受到影响。因此,学前儿童在幼儿园应注意做到十个字:头正,身直,胸舒,臂开,足安。

3. 胸骨

学前儿童胸骨尚未愈合,胸骨柄、胸骨体、胸骨剑突连在一起不大牢固,要至20～25岁才完全闭合。

4. 腕骨

人的腕骨共八块,即舟骨、月骨、三角骨、豌豆骨、大多角骨、小多角骨、头状骨和钩骨。新生儿的腕骨全部是软骨,以后钙化中心依一定顺序出现。正常婴儿在出生4～6个月后,出现头状骨及钩骨,2～3岁时出现三角骨,4～6岁时出现月骨,5～8岁时出现豌豆骨。整个腕骨10～13岁左右骨化完成。掌指骨18岁前骨化完成。

将个体的腕部骨骼钙化程度与正常标准进行比较,即可得出个体的骨骼发育年龄,简称"骨龄"。骨龄的测定是为了了解儿童的发育状况。

5. 骨盆

学前时期儿童骨盆尚未定型,髋骨仍未能联成一块,而是由软骨将髂骨、耻骨、坐骨等相连在一起,一般要到19～24岁才成为一块整体。

6. 足弓

足弓是由跗骨、跖骨的拱形砌合,以及足底的韧带、肌腱等具有弹性和收缩力的组织共同构成的一个凸向上方的弓。婴幼儿到了站立和行走时,才开始出现足弓。学前儿童足弓周围韧带较松、肌肉细弱,若长时间站立、行走,足底负重过多,易引起足弓塌陷,特别是肥胖儿更易发生扁平足。轻度扁平足感觉不明显,重者在跑、跳或行走时,会出现足底麻木或疼痛等现象。

(二)学前儿童运动系统的发育特点

(1)学前儿童骨骼与成人骨骼不同,成人的骨骼中有机物和无机盐的比例为3∶7,而幼儿骨骼中有机物和无机盐成分各占一半。儿童骨中有机物较成人多,骨的弹性大,可塑性强,且骨骼中软骨较多,因此,容易因姿势不好等原因造成骨骼变形。

(2)学前儿童骨膜较厚,骨的再生能力较强。若发生骨折,可能为不完全骨折,即骨折部位还有部分骨膜相连,称为"青枝骨折"。

(3)骨骼肌肉生长迅速,骨骼和肌肉的生长需要大量的原材料,如钙、磷、蛋白质、维生素等。适当的运动促进运动系统的生长发育。疾病或营养缺乏可导致骨质疏松、易骨折,特别是小儿缺钙可产生"O"形腿或"X"形腿、鸡胸等。

(4)幼儿肌肉中水分较多,蛋白质及储存的糖原较少,因此肌肉柔嫩,收缩力较差,力量小,易疲劳,但由于幼儿新陈代谢旺盛,疲劳后恢复较快。

(5)学前儿童肌肉群发育不平衡,支配大肌肉群活动的神经中枢发育较早,故大肌肉动作发育较早,躯干及上下肢活动能力较强;支配小肌肉群活动的神经中枢发育较晚,手部腕部小肌肉群活动能力较差,难以完成精细的动作。5~6岁儿童手部肌肉开始发育,8~9岁后肌肉发育速度加快;青春期肌肉发育加剧,不但大肌肉快速生长,小肌肉生长也很快,此时,能够准确灵活地做出各种精细动作。

(6)学前儿童的关节窝较浅,关节附近的韧带较松,肌肉纤维比较细长,因此关节的伸展性及活动范围比成人大,尤其是肩关节、脊柱和髋关节的灵活性与柔韧性显著地超过成人。但是,学前儿童关节的牢固性较差,在外力作用下,如果用力过猛、悬吊或不慎摔倒,较易引起脱臼。

三、学前儿童运动系统的卫生保健

1. 教育学前儿童保持正确姿势

防止骨骼变形,形成良好体态,需要注意以下几点:① 学前儿童不宜睡软床和久坐沙发,负重不要超过自身体重的八分之一,更不能长时间单侧负重;② 学前教育机构应配备与儿童年龄、身材合适的桌椅;③ 幼儿教师要注意培养儿童养成良好的习惯,保持端正的姿势,并随时纠正孩子在坐、立、行中的不正确姿势,并为儿童做出榜样。

2. 组织适当的体育锻炼和户外活动

体育锻炼和户外活动,可使肌肉更健壮有力,可刺激骨的生长,使身体长高,并促进骨中无机盐的积淀,使骨更坚硬。户外活动时适量接受阳光照射,可使身体产生维生素 D,以预防佝偻病。锻炼时血液循环加快,可为骨骼、肌肉提供更多的营养。

3. 供给充足的营养,保证充足睡眠

骨的生长需要大量蛋白质、钙和磷等,还需要维生素 D 促进钙、磷的吸收;肌肉生长及"能量"的储存,需要大量蛋白质和葡萄糖。合理膳食是保证骨骼、肌肉发育的重要条件。

4. 衣服要宽松适度

学前儿童不宜穿过于紧身的衣服,以免影响血液循环;衣服、鞋宽松应适度,过于肥大会影响运动,易造成意外伤害;鞋过小会影响足弓的正常发育。

5. 合理安排组织各项活动

在带领学前儿童活动时,应该注意如下一些细节问题:

(1) 幼儿腕部骨骼骨化尚未完成,力量较差,因而不宜提拎过重之物;

(2) 幼儿不宜从高处往下跳到坚硬的地面上,以防髋骨错位;

(3) 幼儿做精细动作比较困难,并且时间不宜过长;

(4) 幼儿走路时,不可过度负重,站立和走路时间不宜过长,鞋的大小要合脚,鞋头要宽松些,鞋腰要稍硬,鞋底有一定高度(1~1.5 cm),这些都对足弓有支持作用,从而防止孩子形成扁平足;

(5) 幼儿手臂不宜用力牵拉,防止脱臼。

第二节　呼吸系统

一、概述

呼吸是指机体与外界环境之间气体交换的过程。

呼吸系统由肺外呼吸道和肺组成。呼吸道包括鼻、咽、喉、气管和支气管,是气体进出肺的通道。肺是气体交换的场所。

（一）肺外呼吸道

1. 鼻

鼻是呼吸道的起始部分，也是嗅觉器官，分为外鼻、鼻腔、鼻旁窦三部分。外鼻由骨、软骨、少量骨骼肌及皮肤构成。鼻腔被鼻中隔分为左右两腔，一对鼻后孔通向咽腔鼻部。外鼻孔里面衬以皮肤，生有鼻毛，它能阻挡吸入空气中的灰尘。鼻腔内表面衬以黏膜。鼻腔与鼻中隔上部的黏膜有嗅细胞，为嗅觉感受器，该处黏膜称为嗅黏膜。其余大部分鼻黏膜有丰富的血管和腺体，可以增加吸入空气的温度和湿度，使其和肺泡气的温度、湿度相近，有利于保持肺泡的健康。因此，要避免张口呼吸。

鼻旁窦又称副鼻窦，是位于鼻腔周围的颅骨内的含气的空腔，共四对，即上颌窦、额窦、蝶窦和筛窦。副鼻窦参与湿润和加温吸入空气，并对发音起共鸣作用。副鼻窦与鼻腔相通，里面的黏膜与鼻腔黏膜相连，故鼻腔黏膜发炎如不及时治疗，炎症可蔓延到副鼻窦，引起副鼻窦炎。特别是儿童，鼻和鼻腔较短小，鼻黏膜柔软，更易感染，尤应注意鼻腔卫生。

2. 咽

咽是一个前后略扁的漏斗形肌性管道，是呼吸和消化系统的共同通道，分别与鼻腔、口腔和喉腔相通，是三岔口。会厌软骨在吞咽时盖住气管入口，以防止食物滑入气管。儿童会厌软骨反应不灵敏，因此异物容易入气管导致疾病，应特别注意饮食。咽腔鼻部的两侧有一对咽鼓管的开口，经咽鼓管与中耳的鼓室相通。此管可以调节鼓室与外耳道压力平衡。

3. 喉

喉既是呼吸的通道，也是发音器官，位于颈前正中部。喉腔向上经喉口与咽相通，向下与气管相连。

喉由软骨、韧带、肌肉及黏膜构成。软骨是喉的支架，最大的一块为甲状软骨，位于喉的前上方，其前方最突出的部分为喉结。甲状软骨的下方有环状软骨，呈环形，前低后高，分别与杓状软骨和甲状软骨形成关节，可支撑呼吸道。甲状软骨的后方有会厌软骨，形状如匙，上端游离，下端借韧带连于甲状软骨后面，盖住喉口，防止食物进入气管。喉腔黏膜在喉腔侧壁形成两对皱襞，上方的称为假声带，有保护作用。下方的一对称声带，两条声带之间的空隙叫声门裂。发音时，声带拉紧，声门裂缩小，呼出的气流冲击声带，使之振动而发出声音。

4. 气管和支气管

气管呈后面略扁的圆筒形，上与喉相接，下入胸腔，分为左右支气管。气管和支气管黏膜的上皮细胞具有纤毛，灰尘、微生物被黏液黏裹，经纤毛的运动，被扫到咽部,吐出来就是痰。痰是呼吸道的垃圾。因此儿童既不能咽痰,也不能随地吐痰。

(二) 肺

肺是血液和空气进行气体交换的场所,是呼吸系统最主要的器官,位于胸腔内左右各一。肺质地柔软而富有弹性,表面覆盖一层光滑的浆膜。肺尖向上,肺底在下面,左肺分上下两叶,右肺分上、中、下三叶。支气管入肺后逐级分支,越分越细,最后形成肺泡管,附有很多肺泡。

肺泡壁很薄,外面缠绕着毛细血管网和弹性纤维。弹性纤维使肺泡富有弹性。毛细血管与肺泡紧贴在一起,有利于气体交换。

(三) 呼吸运动

胸廓有节律地扩大和缩小,称为呼吸运动,包括肋骨和膈肌的运动。

呼吸运动受中枢神经的调节。呼吸频率随年龄、性别的不同而有所不同。一次尽力吸气后,再尽力呼出的气体量,称为肺活量。测量肺活量,可判断一个人呼吸机能的强弱。

二、学前儿童呼吸系统的特点

(一) 学前儿童呼吸器官的特点

1. 鼻

学前儿童鼻腔相对短小狭窄,鼻黏膜柔嫩并富于血管,缺少鼻毛,容易受感染。感染时鼻黏膜充血肿胀,致使鼻腔狭窄,甚至闭塞。婴幼儿不会用口呼吸,鼻塞会导致其烦躁不安、呼吸困难和抗拒吮乳。鼻中隔前下方血管丰富,容易因干燥、外伤等原因出血,称为"易出血区"。

2. 泪管和咽鼓管

学前儿童鼻泪管短,开口接近于内眦部,其瓣膜发育不全,因而鼻腔感染后,细菌或病毒常易侵入结膜囊引起眼部炎症。

学前儿童的咽鼓管较宽,并且直而短,呈水平位,且鼻咽腔开口处较低,故咽部炎症易侵入中耳,引起中耳炎。

3. 喉

学前儿童喉腔窄,声门狭小,软骨柔软,黏膜脆弱,黏膜下组织较疏松,富于淋巴组织和血管,即使轻度炎症也易因喉头狭窄而出现呼吸困难、声音嘶哑,严重者可引起窒息。

4. 气管、支气管

学前儿童的右侧支气管较垂直,因此,异物较易进入右侧支气管。气管及支气管管腔相对成人狭窄,软骨柔软,缺乏弹力组织,黏膜极柔弱,富于血管。黏液腺分泌不足而较干燥,黏膜纤毛运动差,不能很好清除微生物及黏液,易引起感染;由于炎症致使管腔变得更窄,易引起呼吸困难。

5. 肺

在新生儿时期,气管、支气管和毛细支气管壁层均相对较薄,肌肉及结缔组织较少,以后发育主要为肌肉组织的增加使管壁增厚。学前儿童肺脏富有结缔组织,弹力组织发育差,血管丰富而含血较多,含气较少,肺间质发育旺盛,肺泡数量较少,故感染时易被黏液堵塞引起间质炎症,并易发生肺不胀、肺气肿及肺后下部坠积性淤血等。

6. 胸廓

学前儿童的胸廓,前后径相对较长,呈圆筒状,肋骨呈水平位。胸腔较小,肺脏相对较大,几乎填满整个胸腔,加之呼吸肌发育较差,肌张力差,呼吸时胸廓运动不充分,肺的扩张受到限制,气体交换不能充分进行。呼吸困难时,不能加深呼吸,只能增加呼吸次数,以改善肺内气体交换不足,但补益不大,易发生缺氧症状,可出现紫绀、点头呼吸等症状。以后随着年龄的增长,学前儿童开始站立、行走,膈肌下降(3 岁以后下降至第 5 肋),肋骨逐渐倾斜,胸部形状才逐渐接近成人。

(二) 学前儿童呼吸运动的生理特点

学前儿童新陈代谢旺盛,机体需氧量相对比成人多,只能加快呼吸频率以满足需要,因此年龄越小,呼吸频率越快。新生儿每分钟呼吸约 40～44 次,1 岁以内约 30 次,1～3 岁约 24 次,4～7 岁约 22 次。

因调节呼吸运动的神经中枢发育尚未完善,学前儿童呼吸节律常不稳定。因呼吸肌较弱,以腹式呼吸为主。婴幼儿呈腹式呼吸,3 岁后呈胸式呼吸。刚出生时由于呼吸中枢发育不全,故在节律和深浅上可出现呼吸不齐、间歇和暂停等现象。

三、学前儿童呼吸系统的卫生保健

(一) 培养学前儿童良好的卫生习惯

上呼吸道具有调节温度的作用,还可以起到加湿作用。鼻腔无鼻毛,灰尘、微生物等易侵入呼吸道。支气管以上部位的黏膜上皮细胞,均有纤毛运转系统,具有清除功能,对防止感染、维持正常功能是非常重要的,一旦微生物或颗粒吸入后,黏膜纤毛摆动,使它们以痰的形式排出体外。

(1) 养成用鼻呼吸的习惯,充分发挥鼻腔的保护作用。若学前儿童白天张口呼吸,睡眠时打鼾,多是由于鼻咽后壁的增殖腺肥大所致,应去医院诊治。

（2）教育学前儿童不挖鼻孔,以防鼻腔感染或引起鼻出血。

（3）教育学前儿童咳嗽、打喷嚏时,不要面对他人,应用手帕捂住口鼻。教给儿童正确的擤鼻涕方法。

（4）不要让儿童蒙头睡眠,以保证吸入新鲜空气。

（二）保持室内空气新鲜

新鲜空气含氧量充足,能满足机体需要。室内应经常开窗通风换气。

（三）科学组织学前儿童进行体育锻炼和户外活动

经常参加户外活动和体育锻炼,可以加强呼吸肌的力量,促进胸廓和肺的正常发育,增加肺活量。户外活动还能提高呼吸系统对疾病的抵抗力,预防呼吸道感染。

（四）严防呼吸道异物

培养学前儿童安静进餐的习惯,不要边吃边说笑。教育孩子不要边玩边吃小食品,更不可抛起来"接食"。

不要让婴幼儿玩玻璃球、硬币、扣子、豆类等小东西。教育他们不要把这些小物件放入鼻孔。婴幼儿不要玩塑料袋,以防他们套到头上。

（五）保护学前儿童声带

选择适合幼儿音域特点的歌曲或朗读材料,鼓励幼儿用自然、优美的声音唱歌、说话,避免高声喊叫。

第三节　消化系统

一、概述

消化系统由消化道和消化腺组成。

消化道包括口腔、食道、胃、小肠、大肠和肛门。

消化腺能分泌消化液。消化液含有水、无机盐和多种消化酶,能分别消化、分解不同的营养物质。

（一）口腔

口腔是消化道的起始部分,包括牙齿、舌,还有三对唾液腺的开口。

1. 牙齿

牙齿是人类最坚硬的器官,长在上、下颌骨的牙槽里。牙齿的外形包括三部分:长在牙槽骨中的叫牙根,露在口腔中的叫牙冠,牙根与牙冠之间叫牙颈。牙颈表面覆盖着黏膜,叫牙龈。牙齿主要由牙本质构成。在牙冠部位,牙本质外层为乳白色的牙釉质,极坚硬,但损坏后不能再生。在牙根部位,牙本质外层是牙骨质。牙齿中央有空腔,称牙髓腔,有丰富的血管和神经。若因患龋齿使牙髓暴露,会引起疼痛。

牙齿的主要功能是咀嚼、磨碎食物,使食物与消化液混合。牙齿还能辅助发音。

2. 舌

舌面上有味蕾,能辨别味道;舌能帮助搅拌和吞咽食物,并帮助发音。

3. 唾液腺

唾液腺包括腮腺、颌下腺和舌下腺,能分泌唾液进入口腔。

唾液含水分、淀粉酶、溶菌酶等。

(二) 胃

胃是消化道中最膨大的部分,位于腹腔左上方。胃的上端与食道相通处叫贲门,下端与十二指肠相通处叫幽门。胃壁内表面为黏膜层,可分泌胃液。胃能暂时贮存食物,并初步消化食物。

胃蛋白酶能初步分解蛋白质。胃酸是浓度很低的盐酸,能刺激胃蛋白酶的活性,帮助溶解食物,促进铁的吸收,并能杀菌和抑菌。胃排空时间与食物的质量有关。流质食物比固体食物排空快;碳水化合物排空约需 2 小时;蛋白质排空较慢,约需 2～3 小时;脂肪需 4～6 小时才能排空;一般混合性食物的排空需4～5 小时。胃排空后不久,即出现空胃运动,产生饥饿感。

(三) 小肠

小肠是消化道中最长的部分。小肠与胃相接的部分叫十二指肠,这里有胰腺导管和胆总管的开口,胰液和胆汁由此进入小肠。

小肠内壁有肠腺,可分泌肠液。小肠内的消化液主要包括肠液、胃液、胰液和胆汁,含有各种消化酶。食糜进入小肠后可停留 3～8 小时,在肠内与消化液充分混合,小肠是人体内消化和吸收的重要场所。

(四) 大肠

食物经小肠消化分解吸收后剩下的食物残渣进入大肠。大肠能暂时贮存食物残渣,吸收其中的水分、无机盐和部分维生素,并能利用肠内某些物质合成维生素 K。食物残渣最后形成粪便,经大肠蠕动推送到直肠、肛门排出体外。

（五）肝脏

肝脏是人体最大的消化腺，位于腹腔的右上部。肝脏分泌胆汁，暂时贮存于胆囊；进食含脂肪类食物时，胆汁即流入小肠，帮助消化脂肪。肝脏把血液中多余的葡萄糖转化为糖原，暂时贮存起来，等机体需要时又释放出来。肝脏能清除血液中的杂质，并对药物、酒等有解毒作用。

（六）胰腺

胰腺分泌胰液进入小肠，能中和胃酸，保护肠黏膜。胰液中的多种消化酶，能帮助小肠内的消化顺利进行。胰腺内还有特殊的细胞群，称为"胰岛"，是内分泌组织，能分泌胰岛素，直接进入血液循环，调节血糖浓度，保持血糖相对稳定。

二、学前儿童消化系统的特点

（一）口腔

婴幼儿口腔容量小，齿槽突发育较差，口腔浅，硬腭穹隆较平，舌短宽而厚；唇肌及咀嚼肌发育良好，且牙床宽大，颊部有坚厚的脂肪垫。这些特点为吸吮动作提供了良好条件。但先天性裂唇和裂腭者吮吸有困难。新生儿出生时已具有吸吮和吞咽反射，出生几小时后即可开奶。

新生儿及婴幼儿口腔黏膜非常细嫩，血管丰富，易于受伤，清洁口腔时，须谨慎擦洗。

儿童如果舌系带短会造成吐字不清。

1. 牙齿

牙齿的发育始于胚胎第六周，到出生时已有 20 个乳牙牙胚，生出后 6～8 个月时下中切牙萌出，2～2.5 岁出齐 20 颗乳牙。乳牙萌出过程中，恒牙已开始发育。一般于 6 岁左右，首先萌出的恒牙叫第一恒磨牙，又叫六龄齿。

乳牙牙釉质薄，牙本质较松脆，容易被腐蚀形成龋齿。一旦发生龋齿，在短时间就可穿透牙髓腔，引起疼痛。

2. 唾液腺

新生儿及小婴儿，由于唾液腺未发育成熟，分泌唾液较少，因此口腔较干燥。出生后三四个月，唾液腺逐渐发育，分泌增多，唾液常流出口外，称为"生理性流涎"，随着生长可逐渐消失。

（二）食管

婴幼儿的食管呈漏斗状，黏膜纤弱，腺体缺乏，食管下段括约肌发育不成熟，控制能力差，常发生胃食管反流。婴儿吸奶时常吞咽过多空气，易发生溢奶。

（三）胃容量

新生儿胃容量约为 30～35 mL，3 个月时为 120 mL，1 岁时为 250 mL，5 岁时为 700～850 mL，成人约为 2 000 mL。婴幼儿胃壁肌肉薄，伸展性较差，胃的容量小，且消化能力较弱。给婴幼儿提供的食物以及每餐的间隔时间，应考虑到年龄特点。婴幼儿的胃呈水平位，当开始会走时，其位置逐渐变为垂直。胃排空时间随食物种类不同而异，稠厚含凝乳块的乳汁排空慢；水的排空时间为 1.5～2 小时；母乳 2～3 小时；牛乳 3～4 小时；胃平滑肌发育尚未完善，在充满液体食物后易使胃扩张。吸吮时常吸入空气，称为生理性吞气症。胃贲门部肌肉较松弛，易使婴幼儿发生呕吐或溢乳。如胃贲门肌肉较松弛，常出现食道反流，可导致食管炎或哮喘，反复呼吸道感染。

（四）小肠

婴幼儿小肠管相对较长，新生儿小肠的长度约为身长的 8 倍，婴幼儿超过 6 倍，而成人的仅为身长的 4 倍。小肠黏膜有丰富的毛细血管和淋巴管，小肠的绒毛发育良好，吸收能力较强，但植物神经的调节能力差，容易发生肠道功能紊乱，引起腹泻或便秘。婴幼儿肠道正常菌群脆弱，易受许多内外界因素影响而使菌群失调，导致消化功能紊乱。

婴幼儿肠肌层发育差，肠系膜柔软而长，黏膜下组织松弛，易发生肠套叠及肠扭转。婴幼儿肠壁较薄，其屏障功能较弱，肠内毒素及消化不全的产物易经肠壁进入血液，引起中毒。一些新生儿由于先天性的原因，部分结肠蠕动功能较差，不能自行排便，为先天性巨结肠。

（五）肝脏

新生儿肝脏相对成人较大，在肋缘下摸到肝脏下缘，一般为生理现象。到 10 个月时为出生时重量的 2 倍，3 岁时则增至 3 倍。肝脏富有血管，结缔组织较少，肝细胞小，再生能力强，不易发生肝硬化。但易受各种不利因素的影响，如缺氧、感染、药物中毒等均可使肝细胞发生肿胀、脂肪浸润、变性、坏死、纤维增生而肿大，影响其正常功能。婴儿时期胆汁分泌较少，故对脂肪的消化、吸收功能较差。由于新生儿肝功能不完善，可能会出现生理性黄疸。

学前儿童肝脏贮存糖原较少，容易因饥饿发生低血糖。肝脏解毒能力较差。

（六）胰腺

婴幼儿时期胰腺对淀粉类和脂肪类的消化能力较弱，主要依靠小肠液的消化。出生后 5 个月以内，淀粉酶分泌少且活性低，故 3 个月以内不宜过早添加淀粉类食物。随着年龄增长，胰腺功能日趋完善。

三、学前儿童消化系统的卫生保健

（1）保护牙齿。

（2）培养学前儿童良好的进餐习惯。

① 饭后擦嘴、漱口，吃完零食也应及时漱口。

② 养成细嚼慢咽的习惯。细嚼慢咽有利于食物与消化液充分混合，能减轻肠胃负担，促进人体对营养素的吸收。细嚼慢咽还可使食欲中枢及时得到饱的信号，避免过量饮食。

③ 饮食定时定量，不暴饮暴食。少吃零食，不挑食。

④ 不要边吃边说笑，更不要边玩耍边吃零食。

（3）饭前饭后不要组织学前儿童进行剧烈运动。

饭前应安排学前儿童进行室内较安静的活动。饭后宜轻微活动，如散步，1～2小时后方可进行体育活动。

（4）培养学前儿童定时排便的习惯，预防便秘。

让学前儿童养成定时排便的习惯，不要让幼儿憋着大便，以防形成习惯性便秘。适当运动，多吃蔬菜水果等含粗纤维较多的食物，多喝开水，都可促进肠道蠕动，预防便秘。

第四节 脉管系统

一、概述

脉管系统由心血管系统和淋巴系统组成，是人体内封闭的连续管道系统。其主要功能是将消化系统吸收的营养物质和肺吸收的氧气运送到全身各器官、组织和细胞，供新陈代谢之用，并将代谢产物输送到肺、肾等器官，排出体外，以保证人体新陈代谢的正常进行。

心血管系统由心脏和血管组成，血管包括动脉、静脉和毛细血管。血液循环指血液从心脏流向全身，再从全身回到心脏的过程。淋巴循环是指全身淋巴液进入血管，参加血液循环的过程。淋巴系统包括淋巴液、淋巴管和淋巴结。

（一）心血管系统

1. 心脏

心脏位于胸腔内，心外面围以心包，形状像个桃子，心底部连接着主动脉，心尖游离向左下方。心脏内部有四个腔，上面两个叫心房，下面两个叫心室。房室之间有瓣膜，为单向的阀门，保证血液从心房流向心室，而不会倒流。心脏左右两半互不相通。

2. 血管

血管是血液循环的通道，分为动脉、静脉和毛细血管。

动脉是血液从心脏流向全身的管道。连接左心室的是主动脉，管壁很厚，富有弹性，管径较粗大。由于心室收缩的推动力及血管壁的弹性，主动脉内的血流速度很快。主动脉分出颈动脉、腹主动脉、冠状动脉等，再逐级分支，越分越细，管壁也越来越薄，血液流速逐渐减慢。毛细血管由动脉逐级分支后形成，管径极小，管壁极薄。血液流经毛细血管时，速度极慢，使血液中的氧及养料能透出毛细血管壁输送给细胞；同时，细胞代谢的废物又透过管壁进入毛细血管再进入静脉。

静脉是血液流回心脏的管道，由毛细血管静脉端逐渐汇集而成。与动脉相反，它是越来越粗，最粗大的是连接右心房的上、下腔静脉。经过物质交换后的血液由静脉进入右心房，再入肺进行气体交换。

血液流动时，对血管壁产生的侧压力，称血压，一般指动脉压。心室收缩时产生的压力称收缩压，心室舒张时产生的压力称舒张压。

3. 血液

血液存在于心脏和血管中，由血浆和血细胞组成。血浆是血液的液体部分，含有大量的水分、无机盐和蛋白质等。血细胞可分为红细胞、白细胞和血小板。正常成年人的血液总量约占体重的8％。血液具有多方面的功能，机体所需要的氧和养料的供应，以及在代谢过程中所产生的二氧化碳和各种代谢产物的排除，都要通过血液的运输来实现。同时，由于血液不断地流动，因此对保持体温及各种理化因素的平衡，也起着重要作用。内分泌腺所分泌的激素也要由血液运送到该激素起作用的器官，才能对其产生调节作用。此外，白细胞的吞噬作用，血液的凝固作用，以及血液中含有的抗体等免疫物质，对细菌、病毒的侵害有防御机能，对身体健康具有保护作用。

血液充满于心血管系统中，在心脏的推动下不断循环流动。如果流经体内的任何器官的血流量不足，均可能造成该器官严重的组织损坏；人体大量失血或血液循环严重障碍，将会有生命危险。

血浆为淡黄色、透明的液体,它是血细胞生存的环境,并起着运送血细胞、养料、细胞和代谢废物等作用。血浆中的纤维蛋白酶原和钙有帮助伤口止血的作用。

成熟的红细胞没有细胞核,呈双面凹陷的圆盘状,体积较小,数目很多,成年人约$(3.5\sim5.0)\times10^{12}/L$。新生儿的红细胞数较多,约$(6.0\sim7.0)\times10^{12}/L$。随后,由于体重增长速度超过红细胞生成速度,在儿童期,红细胞数一直保持在较低水平,到青春期才逐渐接近成人水平。红细胞能把氧气输送到身体各部位,并把二氧化碳运送到肺。上述功能与细胞内的血红蛋白有关。血红蛋白又叫血色素,是一种含铁的蛋白质,使血液呈红色。血红蛋白能与氧结合,氧输送到组织中去,再与二氧化碳结合,把它输送到肺,以完成吐故纳新。

白细胞体积较大,数目较少,成人约$(4.0\sim10.0)\times10^{9}/L$。白细胞能吞噬病菌。当白细胞数量少于正常值时,机体抵抗力降低,容易感染疾病。白细胞数目明显增多,则反映机体已有病菌感染。

血小板很小,能止血和凝血,皮肤上伤口出血时,血小板与血浆中的纤维蛋白和钙共同作用,凝成血块堵住伤口。伤口较大时,血小板可使血管收缩,减少出血。

4. 血液循环

血液循环可分为体循环和肺循环。

(1)**体循环**:由于左心室收缩,血液进入主动脉、各级动脉、全身毛细血管(进行物质和气体交换),再进入各级静脉、上下腔静脉,流回右心房。主动脉及各级动脉中的血液富含氧气,颜色鲜红,是动脉血;静脉血颜色发暗,含较多废物和二氧化碳。

(2)**肺循环**:由于右心室收缩血液进入肺动脉,肺动脉内的血液为静脉血。右心室的血液经肺动脉只到达肺毛细血管,在肺内毛细血管中同肺泡内的气体进行气体交换,排出二氧化碳,吸进氧气,血液变成鲜红色的动脉血,经肺静脉流回左心房。

5. 心血管活动的调节

心脏和血管的活动,受植物性神经支配。当交感神经兴奋时,心跳加快、血压上升;副交感神经兴奋时,心跳减慢、血压降低。

(二)淋巴系统

淋巴循环是血液循环的辅助装置,包括淋巴液、淋巴管、淋巴结、脾、扁桃体等。

1. 淋巴液和淋巴管

血液经动脉到达毛细血管后,其中部分血浆成分从毛细血管渗出,进入组织间隙,形成组织液。组织液与细胞进行物质交换后,大部分被毛细血管吸收,进入静脉;小部分进入毛细淋巴管,形成淋巴液。毛细淋巴管分布于全身,逐渐汇合成较大的淋巴管,最后汇集到两根较粗的淋巴干。淋巴干与上、下腔静脉相通,淋巴液由此进入静脉,加入血液循环。

2. 淋巴结

淋巴管道上有许多大小不一的扁圆形小体,叫淋巴结。淋巴结大多成群存在,身体浅表部位的淋巴结群主要在颈部、腋窝、腹股沟等处。淋巴结实质中增殖的淋巴细胞和浆细胞,参与细胞免疫和体液免疫,以增强机体的防御能力。不同部位的淋巴结能过滤一定范围的淋巴液,扣留并消灭其中的异常细胞和病菌。同时,淋巴结会肿大、疼痛,因此,淋巴结的状况可作为诊断疾病的参考。

淋巴结像黄豆大小,可略微活动,摸上去软软的,压上去不疼,不粘连在一块,就是正常的淋巴结。如果淋巴结比较大,摸上去比较硬且粘连在一起,就不是正常的淋巴结。如果全身的淋巴结肿大,那就是严重的疾病了。

3. 脾

脾位于腹腔左上部,是人体中最大的淋巴器官,形态近似长扁椭圆形,呈紫红色,质软而脆,受打击易破损。

脾除储血功能外,胚胎时尚有造血功能。出生后能产生淋巴细胞,并产生抗体参与体内免疫反应。脾能吞噬死亡和衰老的红细胞、细菌,清除血液中的异物。

4. 扁桃体

口腔内有两种由淋巴组织构成的扁桃体,一种位于舌根背面的黏膜上,为大小不等的小丘,称为舌扁桃体;另一种位于咽部后壁两侧的扁桃体窝内,称为腭扁桃体。扁桃体可产生淋巴细胞,抵御侵入人体的细菌、病毒和其他抗原物质,与机体免疫有密切关系。学前儿童时期,若受到抗原刺激,腭扁桃体迅速增大,常常是引起免疫应答后淋巴组织大量增生的正常表现。当过度疲劳、受凉和局部受到理化影响后,扁桃体血液减少,腺体分泌机能下降,机体免疫功能减弱。细菌大量繁殖,毒性强,也可引起腭扁桃体的炎症和化脓,而且,病菌还能被带到机体的其他部位,可能引起某些全身的感染。

二、学前儿童脉管系统的特点

(一)心脏血管解剖特点

1. 心脏重量

学前儿童心脏相对比成人的重。新生儿心脏重量约20~25克,占体重的

0.8％,而成人只占 0.5％。1～2 岁达 60 克,相当于新生儿的 2 倍,5 岁时为 4 倍,9 岁时为 6 倍,青春后期增至 12～14 倍,达到成人水平。除青春早期外,各年龄段男孩的心脏均比女孩重。

2. 房室增长速度

生后第 1 年心房增长速度比心室快,第 2 年两者增长速度相接近,10 岁之后心室生长超过心房。左、右心室增长也不平衡。胎儿期右室负荷大,左室负荷小而右心占优势。新生儿期左、右室壁厚度为 1∶1,约为 5 mm。随着年龄的增长,体循环的量日趋扩大,左室负荷明显增加,左室壁厚度较右侧增长为快。6 岁时,左室壁厚达 10 mm,右室则为 6 mm,即 1.6∶1(成人 2.6∶1)。15 岁时左室壁厚度增长到初生时的 2.5 倍,但右室仅增长原来厚度的 1/3。

3. 心腔容积

自出生至成人,四个心腔容积发展的速度是不均衡的。如初生时心腔容积为 20～22 mL;7 岁时为初生时的 5 倍,约为 100～120 mL;青春期为 140 mL;18～20 岁达 240～250 mL,为初生时的 12 倍。

4. 心脏位置与形态

学前儿童心脏的位置随年龄增长而发生变化。2 岁以下幼儿心脏多呈横位;2 岁以后随着学前儿童的起立行走、肺及胸部的发育和横膈的下降等,心脏由横位逐渐转为斜位。学前儿童心脏的形状,婴幼儿期为球形、圆锥形或椭圆形;6 岁后跟成人心脏的形状相接近,为长椭圆形。

5. 血管

学前儿童的动脉比成人相对粗,如新生儿的动、静脉内径之比为 1∶1,而成人为 1∶2;冠状动脉也相对比成人粗,心肌供血充分。大血管方面,10～12 岁前肺动脉比主动脉粗,之后则相反。婴儿期肺、肾、肠及皮肤的微血管口径较成人粗大,故对以上器官的血液供给比成人佳。

(二) 心脏生理特点

1. 心率

儿童年龄愈小,心率愈快。心率较快的原因是学前儿童新陈代谢旺盛,身体组织需要更多的血液供给,但心脏每次搏出量有限,只有增加搏动次数来补偿不足。另外,学前儿童迷走神经未发育完全,中枢紧张度较低,对心脏收缩频率和强度的抑制作用较弱,而交感神经占优势,故易有心率加速。

不同年龄者的心率见表 1-1:

表1-1 不同年龄者的心率表

年龄	新生儿	1～2岁	3～4岁	5～6岁	7～10岁	成人
平均心率（次/分）	140	110	105	95	85～90	75

2. 动脉血压

学前儿童年龄愈小,动脉压力愈低。新生儿血压较低,不易测定。新生儿收缩压为53～71 mmHg(7.05～9.44 kPa),平均为65 mmHg(8.65 kPa)。

学前儿童血压受诸多外界因素的影响。如哭叫、体位变动、情绪紧张皆可使血压暂时升高。故应在绝对安静时测量血压。

3. 循环时间

学前儿童常用的循环时间测定方法为5%荧光素静脉注射法。正常婴儿循环时间平均为7秒,儿童为11秒。当充血性心力衰竭时则时间延长,先天性心脏病中有右向左分流臂至唇的循环时则缩短。

(三) 血液

学前儿童的血液总量相对比成人多,约占体重的8%～10%。儿童时期,血液量(指在全部循环系统中所有血液的总量)随着年龄增长很快,刚出生的新生儿血液量约300 mL,1岁幼儿的血液量约600 mL,10岁的孩子血液量约2 000 mL。学前儿童生长发育快,血液循环量增加很快,膳食结构不合理或学前儿童严重挑食、偏食容易发生贫血。造红细胞需要的原料主要为蛋白质和铁,如果缺少这两种物质,则会造成缺铁性贫血。红细胞成熟所需要的原料有维生素B12和叶酸,如果缺少这两种物质,则会造成巨幼红细胞贫血,这种红细胞不仅"幼稚"而且易死亡。

儿童的造血器官易受伤害,某些药物及放射性污染对造血器官危害极大。

学前儿童血液中血小板数目与成人相近,但血浆中的凝血物质(纤维蛋白、钙等)较少,因此,一旦出血,凝血较慢。

学前儿童白细胞吞噬病菌能力较差,发生感染容易扩散。

(四) 淋巴器官

学前儿童时期淋巴系统发育较快,淋巴结的保护和防御机能显著。扁桃体在4～10岁发育达到高峰,此年龄阶段的儿童易患扁桃体炎。

三、学前儿童脉管系统的卫生保健

(1) 合理组织体育锻炼,增强体质。

组织学前儿童进行适合其年龄特点的体育锻炼,可以促进血液循环,增强造血机能,能提高心脏的工作能力,增加脉搏输出量。

组织学前儿童锻炼应注意对不同年龄、不同体质的学前儿童区别对待。不要做太长时间的剧烈活动,运动前做好准备活动,结束时做整理活动,尤其在比较剧烈的运动后不宜立即停止。因为运动时,心脏向骨骼肌输送大量血液,如果立即停止运动,血液仍留存在肌肉中,静脉回流减少,使心输出量减少,血压降低,可造成脑暂时缺血,引起恶心、呕吐、面色苍白、心慌甚至晕倒等后果。

(2)预防动脉硬化应始于儿童。

预防动脉硬化应从幼年开始,从幼儿起就应形成有利于健康的饮食习惯。学前儿童的膳食应控制胆固醇和饱和脂肪酸的摄入量,同时,宜少盐,口味要"淡"。

(3)纠正学前儿童挑食、偏食的毛病,预防缺铁性贫血。

(4)发烧时卧床休息,减轻心脏负担。

第五节 泌尿系统

一、概述

人体新陈代谢产生的大部分代谢产物,通过泌尿系统,以尿的形式排出体外。

泌尿系统包括肾、输尿管、膀胱和尿道。肾脏生成尿,输尿管、膀胱和尿道排尿,膀胱还能暂时贮存尿液。

(一) 肾脏

肾脏位于腹腔后部腰椎两侧,左右各一个。外形像蚕豆。血液流经肾脏,大部分的水、所有的葡萄糖及部分无机盐被重新吸收入血,剩余少量水、无机盐和所有的废物。每天,人体血液在肾脏反复"清洗",将废物排出体外。

(二) 膀胱

膀胱位于盆腔内,底部有通向尿道的开口。尿道开口处是环形括约肌,可控制尿道口,使尿液不外漏。当膀胱内贮满尿液后,膀胱内壁的神经末梢将刺激传到大脑,使人产生尿意,同时刺激传入位于脊髓的排尿中枢使膀胱平滑肌收缩,尿道口括约肌舒张,尿液由尿道排出。当大脑判断不宜排尿时,就抑制排尿中枢,使尿道括约肌收缩,关闭尿道口,防止尿液从膀胱漏出。

(三) 尿道

尿道是从膀胱通向体外的管道,起自膀胱,止于尿道口。男性尿道细而长,长约 20 cm。女性尿道约 3～5 cm。儿童的尿道比成年人短。

二、学前儿童泌尿系统的特点

(一) 肾脏

学前儿童肾脏的重量相对地大于成人。在 1 岁和 12～15 岁两个阶段,肾脏的发育最快。婴幼儿时期,肾皮质发育不全,肾功能较差,年龄越小,肾小管越短,肾小球过滤率、肾小管排泄及再吸收功能均较差,对尿的浓缩和稀释功能也较弱。在增加肾负荷的情况下,婴幼儿与成人相比,将从尿中损失更多的葡萄糖、氨基酸等有用物质,也较容易发生脱水或浮肿。就整体而言,学前儿童肾脏发育不完善,浓缩尿及排泄毒物的功能较差。

(二) 肾盂和输尿管

学前儿童肾盂和输尿管相对比成人宽,管壁肌肉和弹力组织发育不全,紧张度较低,弯曲度大,因此容易出现尿流不畅,引起尿路感染。

(三) 膀胱

学前儿童新陈代谢旺盛,尿总量较多,而膀胱容量小,黏膜柔弱,肌肉层及弹性组织不发达,储尿功能差,所以年龄越小,每天排尿次数越多。

出生后 1 周的新生儿每天排尿 20～25 次,1 岁时每天排尿 15～16 次,2～3 岁每天排尿 10 次左右,4～7 岁每天排尿 6～7 次。半岁以内,每次尿量约 30 mL,1 岁时约 60 mL,7～8 岁约 150 mL。由于小儿神经系统发育不健全,对排尿的调节能力差,故婴幼儿在 3 岁以前主动控制排尿能力较差。年龄越小,表现得越突出,时常出现遗尿的现象。

(四) 尿道

学前儿童尿道较短,新生男孩尿道长 5～6 cm,生长速度缓慢,直至青春期才显著增长;女孩尿道更短,刚出生时尿道仅长 1～3 cm,15～16 岁时增长至 3～5 cm。学前儿童尿道黏膜柔嫩,弹性组织发育也不完全,尿道黏膜容易损伤和脱落。而且,女孩的尿道开口接近肛门,不注意保持外阴部的清洁就容易发生尿道感染而引起炎症。感染后,细菌可以经尿道上行到膀胱、输尿管、肾脏,引起膀胱炎、肾盂肾炎等。

三、学前儿童泌尿系统的卫生保健

（一）供给充足的水分

每天让学前儿童饮适量的开水，使体内的代谢产物及时随尿排出体外。另外，充足的尿液对尿道有清洗作用，可以减少感染。

（二）养成及时排尿的习惯

教师应注意培养学前儿童及时排尿的习惯，不要让幼儿长时间憋尿。学前儿童如果经常憋尿，不仅难以及时清除废物，还容易发生尿道感染。教师可在活动前及睡眠之前提醒幼儿排尿，养成习惯；但不要频繁地提醒幼儿排尿，以免形成尿频，影响膀胱正常贮尿机能。

6个月左右的婴儿，可在成人帮助下训练坐盆，1岁时即可主动坐盆排尿。不要让婴幼儿长时间坐便盆，以免影响正常的排尿反射。

（三）保持会阴部卫生，预防尿道感染

（1）让幼儿养成每晚睡前清洗外阴的习惯。要用专用毛巾、洗屁股盆，不要用洗脚水洗外阴，毛巾要经常消毒。

（2）1岁以后活动自如的幼儿就可穿封裆裤。教育幼儿不要坐地。

（3）教会幼儿大便后擦屁股要从前往后擦，以免粪便中的细菌污染尿道。

（4）托幼园所的厕所、便盆应每天消毒。

（四）保护肾脏，预防药物伤害

学前儿童肾脏发育尚不成熟，对药物特别敏感；滥用药物，不科学的治疗手段会使孩子的肾脏不堪重负。教师要对危害肾脏的药物有基本的认识，常见的危害肾脏的药物有庆大霉素、链霉素、卡那霉素、部分抗生素、造影药物等。在为孩子用药之前，要认真阅读说明书，对于可能损害肾脏的药物，尽量寻找相同药效的其他药物代替。必须用药时，要遵照医嘱，科学使用。

第六节　内分泌系统

一、概述

内分泌系统由内分泌腺组成。内分泌腺可分泌激素，激素以"渗透"的方式进入腺体周围的血管和淋巴管内，经血液循环到达身体的各个部位，控制和调节

机体的新陈代谢、生长发育及生殖等生理过程。

每一个内分泌腺，有的只分泌一种激素，有的分泌多种激素。每一种激素都有其特定的作用对象，只能与相对应的受体结合而发挥其作用。但它们在各自具有这种特性的同时，在功能上又有互相联系和制约的作用，以保持机体内外平衡的正常活动。这种活动是通过神经系统作用于内分泌腺，而后者又反过来作用于前者来进行调节，称为神经—体液调节。激素分泌过多或不足以致发生失调时，会引起机体功能紊乱，出现各种病理现象。

激素对儿童的生长发育、新陈代谢及机体免疫力均起着很大的作用。人体内主要的内分泌腺有：垂体、松果体、甲状腺、甲状旁腺、肾上腺、胸腺、胰脏内的胰岛及性腺等。与学前儿童生长发育和免疫力密切相关的腺体有垂体、甲状腺、胸腺。

二、学前儿童内分泌系统的特点与保健

（一）脑垂体

脑垂体是人体最重要的内分泌腺，位于颅腔内。脑垂体受下丘脑的调节和控制，分泌促甲状腺素、促肾上腺皮质激素、促卵泡成熟激素、促黄体生成激素和生长激素等，一方面调节和支配甲状腺、肾上腺、性腺等相应腺体内激素的合成和分泌，另一方面维持这些腺体的正常发育。当某种促激素分泌不足时，被调节和支配的腺体就萎缩，功能也减退；相反，如果某种促激素分泌过多时，则可引起相应腺体增大，功能亢进。垂体出生时已发育得很好，它的重量有很大的个体差异。一般在4岁以前及青春期生长最为迅速，机能也较活跃。

脑下垂体前叶分泌的生长激素，是从出生到青春期影响生长的最重要的内分泌素，有控制人体生长因素的作用，能促进蛋白质合成，刺激肝脏中生长介质而使全身软骨增生和所有组织生长，促进细胞增大增多。在起同化作用时，生长激素须与甲状腺素、胰岛素共同作用于机体。

生长激素对儿童的生长发育极为重要，幼儿时期生长激素分泌不足，儿童生长缓慢，身材矮小，甚至患侏儒病，但是智力发育一般属正常；相反，如果幼儿时期脑下垂体机能亢进，生长激素分泌过多，由于长骨的骨骺与骨干尚未愈合，细胞分裂速度过快，使生长速度过大，甚至患巨人症。生长激素在一生中各时期分泌量还不清楚，有人认为青春期的分泌量较儿童或成人为高。一天之中，生长激素白天分泌少，夜间分泌多，因此，幼儿每天有足够时间的睡眠是生长激素正常分泌的保证。

（二）甲状腺

甲状腺是人体最大的内分泌腺，位于颈部。儿童出生时，甲状腺已经形成，以后逐渐生长，至14～15岁青春期腺体发育最快，重量可达20 g左右，机能也达到最高峰。因此，这一时期女孩常可见甲状腺代偿性肥大。

甲状腺分泌的激素称甲状腺素，主要生理作用是调节新陈代谢、兴奋神经系统、促进骨骼和神经系统的发育，它对软骨骨化、牙齿生长、面部外形、身体比例等方面产生广泛的作用。学前儿童时期，若甲状腺机能不足，可发生呆小症（克汀病）；如果甲状腺分泌过多（甲亢），可引起突眼性甲状腺肿，又会使中枢神经系统的兴奋性及感受性增高，影响植物神经系统时，则会出现心跳和呼吸加快、出汗过多、情绪易于激动等现象。碘对甲状腺的活动有调节作用。缺碘时可引起甲状腺组织增生而导致腺体增大。在某些地区，土地或饮水中缺碘，如不能得到适当的补充，可引起地方性甲状腺肿。

缺碘的最大威胁是影响学前儿童的智力发育，造成智力低下，以及听力下降、言语障碍、生长受阻等多种残疾。我国是碘缺乏危害十分严重的国家，截至2007年，有4.25亿人口生活在缺碘环境里，涉及地域广，威胁人口多，特别是对新婚育龄妇女、孕妇、婴幼儿的危害更为突出。但现实生活中，人们缺少碘缺乏危害及预防知识，因此普及防病知识、提高自我保健意识、加强宣传教育是当前消除碘缺乏病工作中十分紧迫的任务。卫生部公布的《2011年中国碘缺乏病病情监测报告》显示，1995年起实施的以食盐加碘为主的综合防治措施，有效地控制了碘缺乏病严重流行的趋势，其中8～10岁儿童碘缺乏病已经由原来的20.4％下降为2.5％。

预防碘缺乏病应在医疗部门指导下合理补碘。

第七节　神经系统

一、概述

人的意识产生于脑。人体的各种生理活动均受神经系统的调节。

神经系统分为中枢神经系统和周围神经系统两部分。中枢神经系统包括脑和脊髓；周围神经系统包括脑神经、脊神经和植物性神经。各类神经通过其末梢与其他器官系统相联系。神经系统具有重要的功能,是人体内起主导作用的系统。一方面它控制与调节各器官、系统的活动,使人体成为一个统一的整体。另一方面通过神经系统的分析与综合,使机体对环境变化的刺激做出相应的反应,达到机体与环境的统一。神经系统对生理机能调节的基本活动形式是反射。人的大脑的高度发展,使大脑皮质成为控制整个机体功能的最高级部位,并具有思维、意识等生理机能。神经系统发生于胚胎发育的早期,由外胚层发育而来。

(一) 神经元

神经元即神经细胞,是神经系统的基本结构和功能单位。神经元的结构可分为细胞体和突起两部分。细胞体是神经元营养和代谢的中心,并能整合信息。突起分为轴突和树突。每个神经元有众多短小的分支,就是树突。树突能够接受刺激并将刺激传向细胞体。神经元有一条细长的分支,是轴突。它能将神经冲动从细胞体传出。

有的轴突外包有髓鞘,起保护和绝缘的作用。

(二) 脊髓和反射

脊髓位于脊柱的椎管内,上与脑干相连,下达腰椎。

脊髓是中枢神经系统的低级部位。从脊髓发出许多神经,通过椎间孔,分布于躯干、四肢和内脏,称为脊神经。来自躯干、四肢及内脏器官的刺激先传到脊髓,再传入脑。如果脊髓受到横断损伤,损失面以下的身体各部位将失去与脑的联系,发生感觉和运动障碍,称为截瘫。

反射是人体对内外环境中各种刺激发出的反应,是神经系统调节机体活动的基本方式。按照巴甫洛夫的观点,反射可分为无条件反射和条件反射两种。无条件反射是指先天具备的、不学而会的反射活动,如奶头放到新生儿嘴里,他就能吮吸并吞咽乳汁;膀胱贮满尿液,新生儿就要排尿等。无条件反射在脊髓及脑干参与下即可完成。在无条件反射的基础上,经过后天学习训练而成的反射叫条件反射。

(三) 脑

小脑位于大脑的后下方,脑干背侧。小脑通过神经纤维与脑干、大脑、脊髓发生联系。小脑能处理大脑发向肌肉的信号,维持肌肉的紧张度,控制人体的活动,并保持人体随意运动的平衡与协调。

大脑是中枢神经系统的最高级部位,也是人类进行思维和意识活动的器官。

大脑分左、右两半球,表面凹凸不平,凹陷处称为"沟"(深的叫裂),隆起处称为"回","沟"与"回"大大增加了大脑的表面积。较大的沟裂有中央沟、大脑外侧裂和顶枕裂,这些沟裂将大脑表面分成额叶、顶叶、颞叶和枕叶四部分。

大脑半球有两个,由胼胝体把它们连合起来。在大脑半球上有三条显著的沟和裂,把大脑半球分为四个叶和一个脑岛。

在大脑半球背外侧面有一条从前下方走向后上方的深裂,叫作大脑外侧裂,此裂以下的部分为颞叶。由半球上缘中点稍后方起,斜向前下方达到大脑外侧裂附近有一条弯曲的沟,叫作中央沟,此沟以前的部分为额叶。在大脑半球内侧面的后部,有一条从前下方斜向后上方的深沟,叫作顶枕裂;此裂与中央沟之间的部分,叫作顶叶。在顶枕裂以后的部分为枕叶。脑岛位于大脑外侧裂的深部,被部分额、顶、颞叶所掩盖。

大脑的表面集中了大量神经元细胞体,约 23 毫米厚,称为大脑皮层。大脑皮层的神经元能接受刺激,整合、处理信息,并以记忆的形式贮存各种信息。大脑皮层以内是众多的神经纤维,使大脑两半球之间及大脑与脑的其他部分之间发生广泛联系。

根据大脑皮层各部位主要机能的不同,可划分为许多机能区,叫"大脑皮层机能定位",也叫某种活动的中枢。如额叶有记忆、思维中枢,枕叶有视觉中枢,颞叶有听觉中枢,顶叶有躯体感觉中枢。

脑神经从脑发出,主要分布于头、面部的器官。

(四) 植物性神经

植物性神经从脑和脊髓发出,分布于内脏器官。在中枢神经系统的控制下,植物性神经通过支配内脏器官的活动,调节机体的营养、呼吸、循环、内分泌、排泄、生长及生殖等生理活动,并影响机体的新陈代谢。

植物性神经可分为交感神经和副交感神经两类,它们分布于同一器官,作用相反,相互制约,使内脏器官的活动协调、准确。

二、学前儿童神经系统的特点

(一) 学前儿童神经系统的发育

1. 中枢神经系统的发育特点

胎儿第 5 个月,大脑半球表面还较光滑;到了第 6 个月,就出现了沟、回、裂,大脑皮层细胞分化,开始形成分层结构;到第 7 个月时,大脑皮层的主要沟、回已经基本形成。3 岁以前,儿童大脑皮层的脑回较少,脑沟较浅,皮层发育尚未成熟,对皮层下各中枢的控制能力较弱。3 岁至 6 岁、7 岁时,脑的发育仍然很迅速。3 岁时,大脑皮层细胞已大致分化完成;8 岁时已与成人没有大的区别。

小儿出生时,延髓已基本发育成熟。延髓是呼吸、循环、吞咽等维持生命的重要中枢,延髓的发育成熟保证了基本生命活动的正常进行。脊髓的发育与儿童运动功能的发育是平行的。小儿出生时小脑的发育较差,脑沟不深,小脑半球也很小。1岁时,小脑发育很迅速,3岁时基本上达到成人水平,已能维持身体的平衡和动作的准确。植物性神经系统与中枢神经系统同时发育,且较早成熟,出生后一年发育基本完成。学前儿童交感神经兴奋性强而副交感神经兴奋性较弱。因此,婴幼儿心率及呼吸频率较快,但节律不稳定;胃肠消化能力极易受情绪影响。

2. 脑重量的变化和脑细胞的繁殖

儿童出生时脑重约350 g左右,1岁时脑的重量约为950 g左右,6岁时已达到1 200 g左右,约为成人脑重的80%(成人的脑重约1 500 g)。一般认为,胎儿期和出生后第一年,脑细胞的数量增生,即处于第一、二阶段,以后脑细胞的数量不再增加,而是细胞体积的增大以及功能的日趋成熟和复杂化。

3. 脑组织的成分

胎儿期脑组织中蛋白质和水分的比例比较高,出生以后随年龄的增长逐渐下降,而类脂质、磷脂和脑苷脂的含量则随年龄而逐渐上升。

4. 神经纤维的髓鞘化

在学前儿童时期,由于神经髓鞘的形成不完善,当外界刺激作用于神经而传到大脑时,由于没有髓鞘的隔离,兴奋易于扩散,刺激在无髓鞘神经纤维中传导的速度也比较慢,表现为婴幼儿容易激动、疲倦、注意力不集中,对外来刺激的反应较慢而且易于泛化。

5. 血脑屏障

血脑屏障指的是中枢神经系统的毛细血管能限制血液中某些物质进入脑内。血脑屏障不仅保证了脑代谢所需物质进入脑内,而且还能防止异物进入,保护脑组织免受病原体等的侵犯。胎儿和新生儿还没有建立起血脑屏障,随着年龄的增长,血脑屏障的功能逐渐完善,因此,学前儿童容易发生颅内感染。

(二)脑的代谢

1. 耗氧量

在生长发育过程中,儿童的脑对氧的需要量较大,在基础代谢状态下,儿童脑的耗氧量为全身耗氧量的50%,而成人则为20%,因而儿童的脑血流量占心输出量的比例也较成人大。

学前儿童脑组织对缺氧十分敏感,对缺氧的耐受力也较差。学前儿童的生活环境保持空气清新,对于维持学前儿童神经系统的正常发育和良好机能状态都具有重要意义。

2. 能量供给

中枢神经系统代谢所需要的能量主要由葡萄糖氧化而获得。因此,脑组织对血液中葡萄糖(血糖)的变化非常敏感。由于学前儿童体内肝糖原的储备量少,饥饿时容易导致血糖过低,造成脑功能紊乱。

(三) 高级神经活动

学前儿童高级神经活动的抑制过程不够完善,兴奋过程强于抑制过程,兴奋与抑制在皮层很容易扩散,神经活动的强度较弱,皮层对皮层下中枢的控制也不够完善。表现为幼儿注意力不容易集中,好动不好静,容易产生疲劳。

脑的发育是否完善,主要受两种因素的影响,其一为遗传基础,即发展的潜力;其二为个体生长环境中各种刺激的作用,丰富的、适度的刺激可促进脑细胞结构和机能的发育。优生,提供了脑发育的良好潜力;优育,给婴幼儿丰富的生活体验,使潜力得以充分发挥。

三、学前儿童神经系统的卫生保健

(一) 保证合理的营养

学前儿童正值脑细胞发育的高峰期,如果缺乏必需的营养物质,如优质蛋白质、脂类、无机盐等,将影响神经细胞的数量及质量。

(二) 保证空气新鲜

成人脑的耗氧量约占全身耗氧量的 1/4;婴幼儿脑耗氧几乎占全身耗氧量的 1/2。因此,婴幼儿生活的环境应空气新鲜。新鲜空气含氧多,可以确保婴幼儿发育对氧气的需求。

(三) 保证充足的睡眠

睡眠可使全身各系统、器官,特别是神经系统得到充分休息,消除疲劳,积蓄养料和能量。睡眠时脑垂体分泌的生长激素多于清醒时的分泌量。长时间睡眠不足,会影响婴幼儿身体和智力的发育。睡眠时间有明显的个体差异,总的要求是年龄越小,睡眠时间越长。体弱儿睡眠要多一些。

(四) 制订和执行合理的生活制度

托幼机构应根据学前儿童的年龄特点,合理地制订生活制度,安排好不同年龄班一日活动的时间和内容。生活有规律,形成良好习惯,可以更好地发挥神经系统的功能。

(五) 创设良好的生活环境,使学前儿童保持愉快的情绪

托幼机构保教人员要热爱、关心幼儿,为幼儿创设良好的生活环境与社会环境,与幼儿建立良好的师生关系,帮助和引导幼儿与同伴友好相处坚持正面教

育,不伤害幼儿的自尊心,不歧视有缺陷的幼儿,更不能体罚及变相体罚幼儿,以保证孩子在托幼机构中生活愉快。

(六) 安排丰富的活动及适当的体育锻炼

丰富的活动,特别是适合学前儿童年龄特点的体育锻炼,能促进脑的发育,能提高神经系统反应的灵敏性和准确性。为使大脑两半球均衡发展,应使幼儿的动作多样化,如两手同时做手指操、攀爬及各种幼儿基本体操等。日常活动中注意让幼儿多动手,尽早用筷子进餐,学会使用剪刀,玩串珠子游戏等。让幼儿在活动中"左右开弓",能更好地促进大脑两半球的发育。

第八节 感觉器官

感觉是人们认识世界的途径,感觉包括视觉、听觉、嗅觉、触摸觉、味觉及本体感觉等。视觉是人们认识世界的主要途径,人们获得的知识70%来自视觉。

一、视觉器官——眼睛

(一) 概述

眼球是感受光线刺激的视觉器官。眼球由眼球壁和眼球内屈光介质组成。眼球周围的附属结构除眼肌外,还包括眼睑、结膜、泪腺、睫毛、眉等(图1-1)。

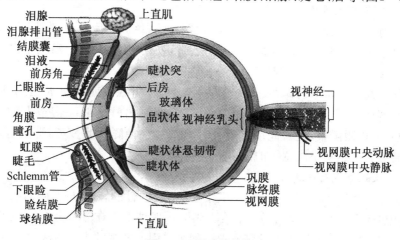

图1-1 眼球的结构

1. 眼球壁

眼球壁的最外层是巩膜和角膜,较厚、白色、坚韧的巩膜,能保护眼球;巩膜前方是透明的角膜,有丰富的神经末梢。

眼球壁中层后2/3为脉络膜,有大量色素和血管,能防止光线散射并为眼球输送营养。脉络膜前缘是由睫状肌构成的睫状体,睫状体借悬韧带与晶状体相连。睫状体向前是环形的虹膜,虹膜含色素,决定"眼球"的颜色。虹膜中央是圆形的瞳孔。随着光线强弱的变化,瞳孔可改变大小,进而调节进入眼内光线的强弱。

眼球壁最内层是视网膜,能将光刺激转化为神经信号,传到大脑皮层,形成视觉形象。视网膜上有两种感光细胞:一种是视锥细胞,能感觉强光和有色光;另一种是视杆细胞,能感受弱光刺激,使人们在较黑暗的环境中仍能看清物体的轮廓。

2. 眼球内的屈光介质

眼球内的屈光介质包括房水、晶状体和玻璃体,其中最重要的是晶状体。晶状体位于虹膜之后,形似双凸透镜,有弹性。晶状体借悬韧带与睫状体相连,通过睫状肌的收缩和舒张而改变其凸度,光线经过晶状体的折射,在视网膜上聚焦成像。晶状体的弹性随年龄增长而下降。

晶状体与角膜之间是房水。房水有营养角膜和晶状体的作用,并维持眼压。晶状体与视网膜之间是一个较大的空隙,填充着无色透明的胶状物,称玻璃体,它能支撑眼球并加强聚光效果。若光线经过屈光介质不能准确地在视网膜上聚焦成像,大脑皮层不能收到清晰的信号,难以形成清晰的图像,就称为屈光不正,包括近视、远视和散光。

(二)学前儿童眼睛的特点

1. 学前儿童可以有生理性远视

学前儿童眼球的前后距离较短,物体成像于视网膜的后面,称为生理性远视。随着眼球的发育,眼球前后距离变长,一般到5岁左右,就可成为正视(正常视力)。

2. 晶状体有较好的弹性

学前儿童晶状体的弹性好,调节范围广,即使近在眼前的物体,也能因晶状体的凸度加大,成像在视网膜上。因此,儿童即便把书放在离眼睛很近的地方看,也不觉得眼睛累,但长此以往,形成习惯,就会使睫状肌疲劳,形成近视眼。教师要教育儿童从小注意保护视力。

3. 双眼单视功能逐渐完善

儿童出生时因缺乏双眼单视功能,可能有暂时性的斜视,即两眼向前看或转动时视轴不平行,一眼向内、外、上或下斜。一般情况下在6个月时可以发育良好,5～6岁时双眼单视能力发育成熟。斜视是引起弱视的重要原因之一。

（三）学前儿童眼睛的卫生保健

（1）教育学前儿童养成良好的用眼习惯：

① 不在光线过强或暗的地方看书、画画；

② 看书写字时眼距书本保持一尺以上的距离；

③ 不躺着看书，以免与书距离过近；不在走路或乘车时看书，因身体活动可导致书与眼的距离经常变化，极易造成视觉疲劳；

④ 集中用眼一段时间后应望远或去户外活动，以消除眼的疲劳；

⑤ 容易导致学前儿童用眼时间过长的活动主要是看电视、玩电脑游戏等，因此，要限制学前儿童看电视的时间，每次看电视或玩电脑游戏的时间不要过长，每次一般不超过一小时，看完电视或玩完电脑游戏后要适当进行户外活动。

（2）为学前儿童创设良好的采光条件。

（3）为学前儿童提供的书籍，字体宜大一些，字迹、图案应清晰。教具大小要适宜，颜色鲜艳，画面清楚。

（4）定期给学前儿童测查视力。

视觉的监测分为两部分：一是要掌握学前儿童在不同的年龄应该有什么样的视觉反应。二是有意识地测查。

对不会说话的小婴儿进行视力监测可以有以下几种方法：

① 看孩子有无瞬目反射；

② 拿玩具在2个多月孩子眼前左右动，看看孩子有无追随反应；

③ 最主要的测试叫遮盖测试，即拿一个手绢或者薄毛巾遮住孩子的一只眼睛，根据孩子的哭闹反应来判断孩子的视力。

对3岁左右的孩子进行视觉测查，可以运用图形视力表来进行。测查的过程中，将表悬挂在5米远的墙上；房间照明要好，但是不要有强光照到测查表上；图形视力表中的1.0行应该与学前儿童的眼睛平行。

及早发现孩子的视力障碍：歪头偏脸的姿势；走上下楼梯不敢迈步，不知道迈多少合适，缺乏立体感；精细动作发展不好；"羞明"、怕光；白化病；青光眼；先天性白内障。

（5）教育学前儿童不要揉眼睛，毛巾、手绢要专用，以预防沙眼、结膜炎。

（6）预防常见眼病。

① 色盲

所谓色盲，就是不能辨别色彩，即辨色能力丧失。不能分辨红色者为红色盲，不能分辨绿色者为绿色盲，不能分辨蓝色者为蓝色盲，三种颜色都不能辨认者为全色盲。有人虽然能辨别所有的颜色，但辨认能力迟钝，或经过反复考虑才能辨认出来,这种人即为色弱,指辨别颜色的能力减弱。

②夜盲症

视紫红质缺少,感受弱光的细胞就不能很好地工作,从而导致暗适应能力下降。其表现是:光线稍暗,或者进入到一个光线很暗的房间,患者什么都看不到,而且过一段时间还是看不到。人体缺少维生素 A,视紫红质就不能合成,眼睛的暗适应能力就下降。

夜盲症的防治:各种肝脏内含有丰富的维生素 A,鸡蛋黄、牛奶内也含有丰富的维生素 A。多吃含有丰富胡萝卜素的物质,胡萝卜素在人体内可以转换成维生素 A。学前儿童可以吃些水果,喝点奶,防止夜盲症。尤其是孩子出麻疹,对孩子眼部护理不及时,饮食不当,就容易出现暗适应能力降低,甚至有可能引起角膜穿孔。

③斜视

当两眼向前平视,两眼的黑眼珠位置不匀称发生偏斜(外斜、内斜、上斜、下斜)时,就叫作斜视,是任何一眼视轴偏离的临床现象。需要注意的是:隐斜是一种能被双眼融合机能控制的潜在的眼位偏斜。

斜视的危害不仅仅是影响美观的问题。斜视最大的危害在于能导致弱视,弱视能使孩子失去立体视觉,成为立体盲。治疗弱视的关键期是 3 岁前,最迟在 6 岁前。

二、听觉器官——耳

(一)概述

耳是听觉和平衡觉器官,分外耳、中耳和内耳三部分(图 1-2)。

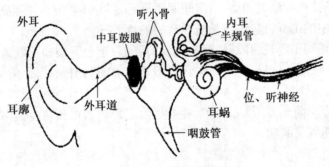

图 1-2　耳的结构

1. 外耳

外耳有收集和传导声波的功能,包括耳廓、外耳道、鼓膜三部分。

耳廓位于头部的两侧,和外耳道一起共同组成收集声波的漏斗状结构。耳廓内以弹性软骨为支架,外覆皮肤,皮下组织很少,血管、神经丰富。耳廓的下端没有软骨,含结缔组织、脂肪、血管和神经等,称耳垂。

外耳道是指外耳门至鼓膜的弯曲管道,全长约 2.0~2.5 cm,外 1/3 为软骨部,内 2/3 为骨性部。外耳道表面覆盖着皮肤,皮肤内有毛囊、皮脂腺及耵聍腺等。耵聍腺能分泌耵聍,有保护外耳道的功能。脱落的上皮细胞等与耵聍混合,干燥后形成耳垢。

鼓膜位于外耳道底,为椭圆形、半透明的薄膜,周围固定在颞骨上,中央略向鼓室凸出,在传导声波中具有重要的作用。

2. 中耳

中耳位于外耳与内耳之间,是传导声波的主要部分,由鼓室、咽鼓管和乳突小房三部分组成。

鼓室位于颞骨岩部内,是鼓膜与内耳之间的含气小腔,鼓室内有听小骨,从鼓膜到前庭窗依次为锤骨、砧骨和镫骨。三块听小骨以关节相连,组成一个曲折的杠杆系统,称听骨链。当声波振动鼓膜时,听骨链随之运动,镫骨在前庭窗上来回摆动,将声波振动传入内耳。

咽鼓管是沟通鼓室与咽鼻部的扁管,空气通过此管进入鼓室,维持鼓室和外界气压的平衡,保证鼓膜的正常振动。

乳突小房指颞骨乳突内蜂窝状的含气小腔,彼此相通,开口于鼓室后壁。

3. 内耳

内耳包括耳蜗、半规管和前庭。耳蜗内有数千根听觉神经纤维末梢,并充满液体。声波使鼓膜振动并带动听小骨,听小骨振动引起耳蜗内液体的振动,听神经将振动转化为神经信号传送到大脑皮层听觉中枢,形成听觉。半规管和前庭内有位觉感受器,人体运动时,特别是头部位置改变时,位觉感受器将刺激传到大脑,形成位觉。

(二)学前儿童耳的特点及保育要点

1. 耳廓易生冻疮

学前儿童耳廓皮下组织很少,血循环差,易生冻疮。虽天暖可自愈,但到冬季不加保护又会复发。

2. 外耳道易生疖

当眼泪、脏水流入外耳道,或掏耳屎损伤外耳道,可使外耳道皮肤长疖,因疼痛可影响睡眠,张口及咀嚼时疼痛加剧。更为严重的是,外耳道隔着薄薄的骨头上面就是脑,外耳道的炎症很容易穿过骨板而引起脑的感染。

3. 易患中耳炎

学前儿童的耳咽管比较短,管腔宽,位置平直,鼻咽部的细菌易经耳咽管进入中耳,引起急性化脓性中耳炎。

预防中耳炎:母亲给孩子喂奶的时候,把孩子抱起来,半坐位。喂完后,不要马上让孩子到摇篮里睡,防止孩子发生漾奶,把奶呛到耳咽管。教会学前儿童擤鼻涕。如果用力擤或擤的方式不当,鼻腔内压力太大,细菌从鼻咽部进入耳咽管,可引起中耳炎。

4. 对噪声敏感

噪声是一种环境污染,可以影响学前儿童的健康。调查数据表明:噪音能够引起学前儿童听力下降。声音应该在 50 分贝以下。如果孩子生活的环境中,声音为 60 分贝,对学前儿童的听力就是一种伤害,影响孩子的睡眠。如果是 80 分贝,会引起学前儿童睡眠不足、烦躁、记忆力衰退。

5. 耳药物中毒

3 岁前的学前儿童听神经娇嫩,容易受到药物的影响。据调查,10 个因药物致聋的孩子中有 8 个是因为用了庆大霉素。

孩子家长和教师要注意:① 家族中有因药物致聋的人,带孩子看病时要搞清楚家族病史。② 不要有病乱投医。③ 如果发生耳药物致聋,最初的症状是有耳鸣,嘴唇发麻,要立即看医生,请医生进行调整。

6. 对学前儿童进行听力监测

家长和教师要了解和掌握孩子的听力情况,进行听力监测。

在新生儿时期,一个突发的声音会引起学前儿童的睁眼、惊吓反应;3 个月左右可以转头寻找声源;6 个月左右就能够听别人的言语做出简单的动作;1 岁左右就会说出简单的词。家长不要相信"贵人语迟",如果孩子说话晚一定要去检查。特别是孩子发高烧之后,得中耳炎或者腮腺炎后,一定要给孩子测听力。如果听力下降,应该早治疗、早干预。

第九节　免疫系统

一、概述

免疫系统由免疫器官、组织、免疫细胞组成。免疫系统具有防御、自身稳定、免疫监视等免疫功能。

（一）免疫系统的功能

免疫系统是人体的重要防御机构,它有以下三种功能:

1. 防御功能

免疫系统能消灭侵入人体的细菌、病毒、异物等,防止疾病发生。

2. 稳定功能

免疫系统能消除人体新陈代谢中衰老或死亡的细胞,以免它们妨碍正常的生理功能。

3. 监视功能

免疫系统能识别并杀灭细胞繁殖中产生的异常细胞(基因突变的细胞),防止它们扩散,以免引起癌症。

（二）免疫系统的组成

免疫系统由免疫器官、免疫细胞和免疫分子三部分组成。

1. 免疫器官

人体的免疫器官主要有脾脏、淋巴结、扁桃体、胸腺、骨髓等。免疫器官可产生免疫细胞。

2. 免疫细胞

免疫细胞是人体内具有免疫功能的细胞,主要有淋巴细胞和巨噬细胞两大类。淋巴细胞主要由 T 淋巴细胞(又叫 T 细胞)和 B 淋巴细胞(又叫 B 细胞)组成。T 细胞可以直接消灭侵入人体的致病微生物,并监视着体内异常细胞的出现,一旦发现,将它们清除。当然,T 细胞一旦"敌我不分",把正常组织错当成入侵之敌,这就会引起自身免疫性疾病,如类风湿性关节炎、血小板减少性紫癜等。B 细胞可以产生抗体,参加体液免疫。

3. 免疫分子

具有免疫效应的物质称为免疫分子。可分为两类：一类是抗体，又称免疫球蛋白，对病原体(病菌、病毒等)有很强的针对性；另一类是补体、溶菌酶等，并非针对某种病原体，免疫作用没有针对性。

(三) 免疫的种类

按照免疫产生的方式可分为非特异性免疫和特异性免疫两大类。

1. 非特异性免疫

非特异性免疫是生来就具有的免疫力，可以遗传给后代。由于这种免疫力不是针对哪一种疾病的，只是一般的抵抗力，故称为非特异性免疫力。例如，皮肤、黏膜的屏障作用，白细胞的吞噬作用等。在生活中我们可以通过日常护理和科学的膳食保护非特异性免疫。

2. 特异性免疫

特异性免疫是后天获得的免疫能力。例如，小孩得过一次麻疹，就有了对麻疹的抵抗力，不再得第二次。由于这种免疫力有很强的针对性，因此称为特异性免疫。

预防接种就是用人工的方法使人获得特异性免疫的能力。将各种病原体，用人工的方法使其毒性减低，制成疫苗，通过适当的途径接种到人体内，从而达到预防传染病的目的。

二、学前儿童免疫系统的特点与卫生保健

(一) 学前儿童免疫器官、组织、细胞的发育特点

1. 胸腺

胸腺是胎儿最早出现的淋巴器官，随着胎龄的加大，胸腺的重量与体重的比值呈直线增加。小儿出生时，胸腺约重 10～15 g，青春期可达 30 g 左右，以后逐步萎缩，老年人低于 10 g 而且有效成分较少。胸腺是中枢性免疫器官，能分泌胸腺素，约在小儿出生时，其处理骨髓产生的干细胞成为 T 淋巴细胞的能力已基本发育健全。

2. 脾脏

脾脏是人体最大的免疫器官，是产生致敏淋巴细胞和抗体的场所，也是滤过和储存血液的器官，并能清除微生物和衰老的细胞等物质。脾脏中大约有 40%～50% 为 T 细胞，40%～50% 为 B 细胞。此外，还有不少吞噬细胞，这些细胞在免疫防御中起着重要作用。

脾脏的发生起始于胎儿第五周，但其免疫功能要等出生后相当一段时间才

发育完全。小儿出生后,脾脏的重量与体重的比值和胸腺的发育趋势近似,出生时脾重约 5～10 g,成人约 100～300 g,老年期略有缩小。

3. 淋巴结

在胎儿第七周左右,才见淋巴结的雏形,但此时淋巴结无生发中心,20 周后能产生免疫反应。一般小儿出生后若干周才分化出明显的皮质和髓质,在受抗原刺激后,逐步形成生发中心。青春期时,淋巴结发育到最大程度。

4. 淋巴细胞

除了 T 淋巴细胞和 B 淋巴细胞具有免疫功能外,中性粒细胞和单核细胞也有吞噬功能,参与免疫反应。胎儿第七周左右开始出现淋巴细胞,在 12 周,其数目可达 $10 \times 10^9/L$。此后迅速增加,约在 20～25 周,淋巴细胞的数量是人生最高值。出生以后,其数目稍有减少,但 6～12 个月后,又返回原数目。自此以后,随年龄增加坡度逐渐下降。总之,在胎儿第 20 周以后,淋巴组织已经产生免疫反应,12 岁时全身淋巴组织发育到最高水平。

(二) 学前儿童免疫功能的特点

1. 非特异性免疫功能尚未完善

儿童的一般抵抗力不如成人。皮肤、黏膜为人体的第一道防线,小孩皮肤、黏膜薄嫩,屏障作用差。由于体液中的白细胞、淋巴细胞等战斗力不强,突破第一道防线进入体内的细菌就容易繁殖、扩散。

2. 容易得传染病

儿童对传染病普遍缺乏特异性免疫力,是传染病的易感者。预防接种是保护易感者的重要措施。

3. 过敏

过敏也叫变态反应性疾病。免疫力过高叫作过敏,与遗传因素有一定关系。

有一部分人是过敏体质,也就是对一般人来说无害的物质,对过敏的人来说,过于敏感。比如最常见的食物过敏。

(1) 学前儿童过敏和哪些因素有关:

① 先天因素,包括遗传。如母亲是过敏体质;家族有过敏性疾病等。

② 后天因素,包括饮食、环境、身体状况等。

(2) 学前儿童有过敏性体质的表现:

① 头皮上结痂;

② 脸上有红点、湿疹;

③ 经常揉眼睛、耳朵。

对于过敏性体质的婴儿需要注意以下几点:

① 尽量母乳喂养。尤其要重视初乳(里面有免疫球蛋白)。满 4 个月以后,婴儿就要加辅助食品。一开始先不要加肉类、蛋类,先要加淀粉类食物。而且加的时候一定要一样一样地加。6 个月后,可以加一些蛋黄、肝泥等。另外,注意不要买一些含有添加剂、色素的食品。

② 不要穿化纤的内衣。

③ 在打扫房间时,一定要湿地打扫,避免灰尘。

④ 不要养宠物。

第十节　皮　肤

一、概述

皮肤被覆人体全身表面,主要由表皮和真皮构成。表皮外有一层已死亡的表皮细胞,称为角质层;真皮下有一层皮下脂肪组织。真皮里有丰富的血管、神经、毛囊,皮肤的附属物包括毛发、指甲、皮脂腺和汗腺等。

皮肤的功能有以下几个方面:

1. 保护功能

皮肤表面增厚的角质层耐摩擦,并有一定程度的不透水性。这对保护体内组织和器官免受外界刺激和损害是很重要的。但皮肤也具有一定的吸收作用,正常皮肤可能吸收一些油脂类和挥发性液体。当皮肤受到创伤时,吸收能力更显著增强,因而在接触某些有毒药物时,应防止通过皮肤吸收过多而中毒。

2. 调节体温的功能

在中枢神经系统的调节下,健康人的体温保持一定的水平。体内产生过多的热量时,除一部分由呼吸器官等散出外,大部分是由体表皮肤散发出去。汗液的蒸发是散热的重要方式。皮肤的真皮层内血液供应丰富,在正常生理活动中,小血管舒张和汗液的分泌可散发热量;反之,小血管收缩和减少汗液分泌,又可限制热量散失。

3. 感觉功能

在表皮的游离神经末梢,真皮乳头内的触觉小体和深部的环层小体分别具有感受痛觉、触觉和压觉等感觉功能。

4. 分泌和排泄功能

汗腺分泌,排出尿素、尿酸和一些盐类成分,并使皮肤表面呈弱酸性,限制细菌繁殖,也增强皮肤抗感染能力。当大量出汗时,要喝淡盐水,以补充体液内盐类成分的损失。

5. 形成维生素 D 的功能

皮肤受日光照射后,除产生黑色素吸收紫外线起保护作用外,皮肤里尚有脱氢胆固醇,经日光紫外线照射可变成维生素 D,促进体内钙、磷的代谢,预防佝偻病或软骨病,故学前儿童应适当地多晒些太阳。

二、学前儿童皮肤的特点

1. 学前儿童皮肤保护机能差,容易感染和受损伤

学前儿童皮肤表皮较薄,很多部位角质层尚未形成,皮肤抵抗病菌感染能力较差,容易发生皮肤感染,如脓疱疮、甲沟炎等。学前儿童皮下脂肪 1 岁前发育很快,以后逐渐减少,3 岁后明显减少,到 8 岁时又开始增多。因学前儿童皮下脂肪较少,皮肤抗击外力作用较差,磕碰时容易受伤。学前儿童皮脂分泌较少,秋冬季皮肤易发生皲裂。

因此,学前儿童皮肤的保护功能较差,对外界冲击的对抗能力较差,容易受损伤和感染。

2. 学前儿童的皮肤调节体温功能较成人差

学前儿童皮肤中毛细血管丰富,而皮肤的表面积相对地大于成人,散热多,神经系统对血管运动的调节功能较差,因此,学前儿童对于外界环境温度的变化往往不能适应,环境温度过低,易受凉;环境温度过高,又易受热。

3. 学前儿童的皮肤有较强的吸收和通透能力

学前儿童的皮肤表皮薄嫩,富于血管,有较强的吸收和通透能力。让学前儿童接触有毒物品或者在皮肤上涂拭药物时浓度过高、面积过大、使用时间过长等,可使学前儿童中毒或受到损害。

三、学前儿童皮肤的卫生保健

(1) 养成良好卫生习惯,保持皮肤清洁。

应教育学前儿童养成爱清洁的习惯。给学前儿童洗头时,要避免皂沫进入儿童眼睛。学前儿童以留短发为宜。给学前儿童修剪指甲时,手指甲应剪成圆弧形;脚趾甲则应剪平,边缘稍修剪即可。

(2) 经常组织学前儿童进行户外活动,坚持冷水洗脸,可提高皮肤调节体温的能力,增强对冷热变化的适应性。

（3）当季节、气候变化时,应为学前儿童及时增减衣服。平日着装不宜过多,以提高机体的适应能力。衣服应安全舒适,式样简单,便于穿脱。内衣以棉织品为好。

（4）学前儿童皮肤嫩、皮脂分泌少,不宜用刺激性强的洗涤用品;洗脸洗手后应使用儿童护肤品,不宜用成人用的护肤品或化妆品;学前儿童不要烫发或戴首饰。

第十一节　生殖系统

生殖系统包括"主要生殖器官"（男性为睾丸,女性为卵巢）和"附属生殖器官"（男性为附睾、前列腺、阴茎等,女性为输卵管、子宫、阴道等）。儿童在青春期以前,生殖系统的发育十分缓慢。男孩的睾丸在出生时一般已降至阴囊内。1～10岁时睾丸长得很慢,其附属物相对较大;阴茎的海绵体腔较小,包皮包住龟头,包皮口狭窄,包皮系带粘连。女孩的卵巢滤泡在胎儿期最后几个月已经成熟,只在性成熟后才开始正规排卵。

性早熟:女孩不足8岁,第二性征出现;男孩不足10岁,第二性征出现。

复习与思考

1. 学前儿童骨骼成分有什么特点? 对此,组织儿童活动时应注意什么?

2. 为什么要用鼻呼吸? 张口呼吸有什么害处?

3. 学前儿童声带有什么特点? 怎样保护嗓音?

4. 乳牙的生理功能是什么? 为什么要特别注意保护六龄齿?

5. 学前儿童上呼吸道感染,易引发中耳炎,这是什么原因?

6. 学前儿童的皮肤有什么特点? 怎么保护?

7. 学前儿童的肾脏有什么特点,如何保护?

8. 为什么儿童年龄越小,需要的睡眠时间越长?

9. 如何保护学前儿童的眼睛?

10. 为什么新鲜空气对学前儿童特别重要?

11. 颈部淋巴结肿大,常见的原因是什么?

第二章　学前儿童的生长发育及评价

第一节　学前儿童生长发育的一般规律

生长是指机体细胞繁殖与增大,细胞间质增加,表现为组织、器官、身体各部以至全身的大小,长短和重量的增加与变化,是机体在量的方面的变化。发育是指机体(包括细胞、组织、器官等)的构造和机能在功能上的分化与完善,是机体在质的方面的变化。当机体的生长与发育达到完备状态时便意味着成熟。生长发育包含生理与心理两个方面,生理发育与心理发展是密切联系的,身体各器官、各系统的发育,尤其是神经系统的发育,为学前儿童的心理发展奠定了物质基础,而心理的正常发展也保证和促进了学前儿童身体的正常发育。虽然在生长发育过程中,受到环境、营养、体育锻炼、疾病等因素的影响而出现个体差异,但一般的规律还是存在的。儿童生长发育状况,是反映其健康状况的一面镜子。了解学前儿童生长发育的共同规律,有助于正确认识和评价学前儿童身体的发育。

一、学前儿童各年龄阶段的特点

根据学前儿童解剖生理特点,一般将学前儿童生长发育过程划分为以下几个年龄期:

(一)胎儿期

从受孕到娩出前的 200 天(约 40 周),称为胎儿期。该时期特点是胎儿完全依赖母体生存,组织、器官正在形成,母体的身体状况和生活活动对胎儿健康影响较大。胎内前 3 个月称胚胎期,各系统器官在这个时期末几乎都已基本分化形成;中间 3 个月为内脏器官发育更趋完善时期;后 3 个月为四肢发育更加迅速的时期。

(二) 新生儿期

胎儿娩出到刚满 28 天称为新生儿期。新生儿期的主要特点是:从胎内依赖母体生活转到胎外独立生活,面临着内外环境的巨变。刚出世的新生儿,体内器官的生理功能尚不完善,要经过一系列的调整,才能适应新的环境,需要特别护理。

(三) 婴儿期

从出生 29 天到 1 岁,称婴儿期。这一时期是儿童出生后生长发育最迅速的时期,身长在一年中增长 50%,体重增长 2 倍。脑发育也很快,1 周岁时已基本会走,能主动接触周围事物,能听懂一些简单的话,能有意识地发几个音。营养以母乳为主,并逐渐添加辅助食品。由于生长迅速,对营养素和能量的需求相对较大,但消化功能尚不完善,容易发生腹泻和营养不良。至 5～6 个月以后,来自母体的免疫力逐渐消失,抵抗力降低,易患传染病,应按时进行各种免疫接种。

(四) 幼儿前期

1～3 岁为幼儿前期,亦称托儿所年龄期。此期的主要特点是身高、体重的增长减慢,中枢神经系统的发育加快。由于生活范围的扩大,接触周围事物增多,促进了动作、语言、思维和交往能力的发展,智能发育较快;对外界危险事物识别能力不足,容易发生意外创伤和事故;同时由于此时的免疫力仍然较低,容易患传染性疾病。此期乳牙已出齐,其膳食也从母乳转换到普通饭菜。

(五) 幼儿期

3～6、7 岁为幼儿期,亦称幼儿园年龄期。幼儿生长发育减慢,但四肢增长较快,神经系统发育仍然较快,智能发育进一步增强,有很强的求知欲,喜欢发问,好模仿;运动的协调能力不断完善,能从事一些较精细的手工操作,也能学习简单的图画和歌谣,为进入小学学习奠定基础。

二、学前儿童身体生长发育的规律

人体从孩童到成人经历了复杂的变化过程,从不显露的细小的量变到根本的质变。这种变化不仅表现在身高、体重的增加,还表现为全身各个器官逐渐分化,功能逐渐成熟。学前儿童身体生长发育的主要规律如下:

(一) 生长发育是有阶段性和程序性的连续过程

生长发育是一个连续的过程,在这一过程中有量的变化,也有质的变化,因而形成了不同的发展阶段,譬如婴儿期、托儿所年龄期、幼儿园年龄期。虽然学前儿童生长发育的各个阶段没有明显的界线,但各个阶段不可逾越,譬如在会说单词之前必先学会听懂单词,会走路之前必先经过抬头、转头、翻身、直坐、站立等发育步骤。前一阶段的生长发育为后一阶段奠定基础,但若前一阶段的发展出现障碍,那么会对后一阶段产生不良影响。

学前儿童身体的生长发育具有一定的程序性,譬如,胎儿期的形态发育以及婴儿期的动作发育遵循"头尾发展律",即自上面下发展的规律;上肢动作发育遵循"正侧发展律",即粗大动作先发育,精细动作后发育,由正面向侧面、先近端后远端的发展规律;而童年期的身体各部形态发育则遵循"向心律",即四肢先于躯干,下肢先于上肢的发展规律。

(二)生长发育的速度是波浪式的,身体各部的生长速度也不均等

儿童身体的生长发育是快慢交替的,因此生长发育速度曲线不是随年龄呈直线上升,而是波浪式上升。在整个生长发育期间,全身和大多数器官、系统有两次生长突增高峰,第一次在胎儿期,第二次在青春发育期初期,而且女比男大约早两年出现。以身高、体重为例,无论身长、体重在第一年都是出生后增长最快的一年。2岁以后,增长速度逐渐缓慢下来,并保持相对稳定。直至青春期再出现第二次生长发育高峰。

在出生至整个生长发育过程中,身体各部的增长幅度不均等,譬如,头颅增1倍,躯干增2倍、上肢增3倍、下肢增4倍,因而身体形态从出生时的头颅特大、躯干较长和四肢短小,发育到成人时的头颅较小、躯干较短和四肢较长。从人体整个形态上看,则从新生儿时期的较大头颅、较长的躯干和短小的双腿,逐步发展为成人时较小的头颅、较短的躯干和较长的双腿。

(三)各系统生长发育不均衡,但统一协调

一般来说,全身的肌肉、骨骼、心脏、血管、肾、脾、呼吸器官、消化器官等,其生长与身高、体重呈同样的模式,即分别在出生后第一年及青春期出现两次生长突增,而脑、脊髓、视觉器官以及反映脑大小的头围等,只有一次生长突增,淋巴系统较早发育并于少年期达到成熟的巅峰,而生殖系统发育较迟。可见,机体各个系统的生长发育是不均衡的。然而,各个系统的发育又是协调的,譬如淋巴系统达到发育的高峰免疫功能有所下降后,免疫系统的发育渐趋成熟。另外,任何一种环境因素都可以对多个系统同时产生影响,譬如,科学的营养不仅有利于运动系统的发育生长,而且有利于神经系统及其他各个系统的发育。

(四)生长发育具有个体差异性

由于遗传基因及环境条件的差异,即使是同年龄、同性别的学前儿童其发育速度、发育水平等也都存在差异,可以说,没有两个学前儿童的发育过程和发育水平是完全一样的。但是,一般情况下,学前儿童个体在群体中上下波动的幅度是有限的,学前儿童个体的发展过程基本稳定,生长发育水平不应远离同龄群体学前儿童,否则应视为生长发育异常。

(五) 心理与生理的发育互相影响

生长发育包括生理和心理两方面,生理缺陷往往会影响到心理发育,心理不健全又会导致生理机能和体态异常。如斜视的儿童常常受到别人讥笑,便主动闭上眼睛掩盖缺点,结果造成一只眼大、一只眼小;耳聋的孩子怕受到斥责,说话时犹豫不决而养成口吃的习惯。再如,吃饭时儿童心情不愉快便会影响到消化和吸收,降低食欲;情绪长期受到压抑的儿童往往外表是病态的,站立不直、弯腰驼背、精神不振,而一贯情绪正常的儿童昂首挺胸、姿势正确、精神活泼、动作敏捷。

第二节　学前儿童生长发育的评价

学前儿童生长发育评价是在能说明生长发育状况的指标的基础上进行的客观评价,因此生长发育指标是进行评价的基础,这就要求选择的指标要具有良好的代表性。此外还应该考虑选择精确度高、准确性好、测定技术相对简便并且测试重复性高的指标。在学前儿童期常用的生长发育指标主要包括以下几类:

一、学前儿童生长发育的指标

(一) 形态指标

形态指标可以较稳定地反映体格发育和营养状况,测试方便,准确性高。在学前儿童期常用的形态指标包括:

1. 身高或身长

未满2周岁的学前儿童需要卧位测量,因而称为"身长"。身高表示立位时头、颈、躯干及下肢的总高度,是生长长度的重要指标,也是准确评价生长发育水平、发育特征和生长速度不可缺少的指标。

2. 体重

体重是身体各部分、各种组织重量的综合,在一定程度上说明学前儿童骨骼、肌肉、体脂肪和内脏总量增长的综合情况,是最易变化和活跃的指标。

3. 头围

头围能敏感反映学前儿童头部发育的指标。出生时平均头围 34 cm,婴儿期头围平均每月增长 1 cm,1 岁时学前儿童的头围增至 46 cm。第二年头围增长减慢,仅增长 2 cm。

4. 胸围

胸围表示胸廓的围长,间接说明胸廓的容积及胸部骨骼、肌肉和脂肪层的发育情况。出生时胸围比头围小,但胸围增长速度快;6 个月至 1 岁时,胸围和头围基本相等;2 岁以后胸围超过头围。

(二)功能指标

学前儿童的生理功能发育与形态发育有所不同,生理功能发育变化更迅速,变化的范围更广,对外界环境的影响比较敏感。学前期常用的生理方面的功能指标有:

(1)反映心血管机能的脉搏、心率和血压;

(2)血红蛋白、红细胞、血清铁以及免疫指标测定;

(3)最大氧耗量反映个体循环、呼吸和肌肉发育水平。

(三)心理指标

心理发展包括感知觉、言语、记忆、思维、想象、动机、兴趣、情感、性格、行为及社会适应力等。测试通过一些经过专门设计的测试量表或问卷调查获得。这些量表、问卷通常采用国内外公认的格式,并尽量采用本国标准化的常模,由专业人员掌握以保证结果的可靠性和有效性。

二、学前儿童生长发育的评价方法

在生长发育指标的基础上选择合理的评价方法,正确地进行学前儿童期生长发育评价。到目前为止还没有一种方法能完全满足对个体和集体学前儿童的发育进行全面评价的要求。因此,根据评价目的选择适当的方法,力求简单易行,再结合体格检查、生活环境条件、健康和疾病状况综合进行分析,得出一个比较全面而准确的评价结果。

(一)生长发育评价

生长发育评价在儿童卫生工作中应用广泛,主要用于:① 评价个体、群体儿童现时的生长发育水平,处于什么等级;② 筛查、诊断生长发育障碍、评价营养和生活环境因素对生长发育的影响,提供保健咨询建议;③ 列入社区健康水平的指标体系,通过观察指标变化,评价各项教育机构卫生措施的实效,作为实施教育机构卫生监督的依据。根据这些需要,生长发育评价的基本内容包括生长发育水平、生长发育速度、各指标相关关系等三个方面。

关于小儿体格生长,现代通过大规模的实际测量和统计,得出了各项生理常数,这些生理常数是健康小儿生长发育规律的总结,是用来衡量小儿生长发育水平,判断健康状况的标准,并为某些疾病诊断和临床治疗用药提供依据。

1. 体重

体重是机体内脏腑、筋骨、肌肉等组织量的总和。测量体重,应在空腹,排空大小便,仅穿内衣的状况下进行。

新生儿体重约为 3 kg。出生后前半年平均每月增长约 0.7 kg,后半年平均每月增长约 0.3～0.4 kg。1 周岁以后,平均每年增长约 2 kg。临床可用以下公式推算小儿体重:

①1～6 个月:体重(kg)＝出生时体重(kg)＋月龄×0.7

②7～12 个月:体重(kg)＝出生时体重(kg)＋6×0.7(kg)＋(月龄－6)×0.4(kg)

③2～12 岁:体重(kg)＝年龄×2(kg)＋7(或 8)

体重是衡量小儿体格生长和营养状况的重要指标,并作为临床计算用药量的主要依据。正常同年龄、同性别儿童的体重存在着个体差异,但一般波动范围不超过正常的 10%。体重增长过快,大于按身长计算的平均标准 20% 的应考虑肥胖症;体重低于标准 15% 以上,应考虑营养不良。

2. 身长

身长是指头顶到足底的全身长度。一般 3 岁以下小儿量卧位时身长,3 岁以上小儿测量身高。测量时,应脱去鞋袜,摘帽,取立正姿势,枕、背、臀、足跟均应紧贴测量尺。

新生儿出生时身长约为 50 cm,出生后第 1 年增长约 25 cm,第 2 年增长速度减慢,平均为 10 cm,2 岁时身长约 85 cm,2 岁以后平均每年增长 5～7 cm。2～12 岁可用下列公式推算:

$$身长(cm)＝年龄×7＋70$$

身长主要反映骨骼发育的状况。身长显著异常是疾病的表现,如身长低于正常标准的 30% 以上,要考虑侏儒症、克汀病、营养不良等。

此外,还有上部量和下部量的测定。上部量从头顶到耻骨联合上缘,下部量从耻骨联合上缘到足底。上部量与脊柱增长有关,下部量与下肢长骨的生长有关。12 岁前上部量大于下部量,12 岁时上、下部量相等,12 岁后下部量大于上部量。

3. 头围

头围是指用软卷尺测量自颞部经过双眉弓上缘,枕骨粗隆最突出处绕头一周的长度。新生儿头围平均约 34 cm,生后前半年增长 8 cm,后半年增长 4 cm,1周岁时约 46 cm。第 2 年增长 2 cm,5 岁时 50 cm,15 岁时接近成人头围,约 54～58 cm。头围大小与脑的发育有关,并与囟门闭合迟早有关。一般在 2 岁以内测量头围最有价值。

4. 囟门

囟门有前囟与后囟之分。后囟门位于顶骨和枕骨之间,呈三角形,初生时或闭或微开,最晚于 2～4 个月时闭合。前囟位于顶骨与额骨之间,呈菱形,应在生后 12～18 个月时闭合。量囟门一般是指测量前囟门,即测量前囟菱形两条对边中点连线的长度。

囟门反映小儿颅骨发育的情况,对某些疾病诊断有一定意义。囟门早闭合并头围过小,多为小头畸形;囟门迟闭合并头围过大,多为佝偻病或脑积水;囟门凹陷多见于阴伤液竭之脱水;囟门凸出多为颅内压增高所致,可见于脑炎、脑膜炎。

5. 胸围

胸围是指用软卷尺测量自双侧乳头下缘,经过肩胛骨下方绕胸一周的长度。测量时应取呼气和吸气时的平均值。小儿出生时胸围约 32 cm,1 岁时约 44 cm,接近头围,2 岁后胸围大于头围。胸围大小与肺、胸廓、肌肉、皮下脂肪的发育密切相关。佝偻病及营养不良者胸围较小。

6. 牙齿

小儿出生后 4～10 个月开始出乳牙,12 个月尚未出牙者可视为异常。一般 1 岁时长出 8 颗牙,1 岁以后长出上下左右第一颗乳磨牙,1 岁半长出尖牙,2 岁长出第二颗乳磨牙,于 20～30 个月时出齐 20 颗乳牙。6 岁以后开始换为恒牙,直至 12 岁以后长出第二恒磨牙,至 12～15 岁长满 28 颗恒牙。第三恒磨牙一般在 17～30 岁长出,称为智齿,也有终生不出者。6～24 个月正常小儿牙齿数,可用下列公式计算:

$$牙齿数＝月龄－4(或 6)$$

出牙时间延迟或出牙顺序混乱,常见于佝偻病、营养不良、先天不足者。个别小儿出牙时可出现暂时性流涎、睡眠不安等,是一种正常的生理现象。

7. 呼吸、脉搏、血压

小儿新陈代谢旺盛,年龄越小,呼吸、脉搏越快,而血压则随着年龄的增加而上升。小儿呼吸、脉搏、血压易受发热、运动、哭闹等影响,测量时应在安静状态下进行。

小儿呼吸频率:新生儿平均 40～45 次/分,1 岁以内 30～40 次/分,1～3 岁 25～30 次/分,4～7 岁 20～25 次/分,8～14 岁接近于成人 18～20 次/分。

小儿脉搏:新生儿平均 120～140 次/分,1 岁以内 110～130 次/分,1～3 岁 100～120 次/分,4～7 岁 80～100 次/分,8～14 岁接近于成人 70～90 次/分。

小儿血压:1 岁以上小儿收缩压可按下列公式计算:

$$收缩压(mmHg)＝年龄×2＋80$$
$$[或收缩压(kPa)＝年龄×0.27＋10.5]$$

舒张压约为收缩压的 2/3。

(二) 智能发育

智能发育是指神经心理发育。神经心理发育在学前时期大量地反映在日常的行为之中,故有时也称行为发育。了解小儿智能发育规律,可以适时开发小儿智力,及早发现异常,有利于做好儿童保健工作。

1. 感觉发育

(1) 视觉

新生儿眼睛已有感光反应,当给予强光时,可引起闭眼。从第 2 个月开始,有注视物体的能力;自第 3 个月开始,可追寻活动的物体和人;自第 5 个月开始,可以辨认物体的形状和颜色,能认识母亲,并出现眼手协调动作。

(2) 听觉

刚出生的新生儿听觉不灵敏,但对强大的声音有瞬目、震颤的反应,出生 3～7 月后听力相当好,3 个月后对声音有定向反应。

(3) 味觉

新生儿味觉已发育完善,对不同的味道如甜、酸、苦已有不同反应,4～5 个月的婴儿对食物的微小改变已很敏感,故应适时添加辅食,使之习惯不同味道。

(4) 嗅觉

新生儿出生时嗅觉发育已基本成熟,对母乳香味已能有反应。1 个月时对强烈气味有不愉快的表示;3～4 个月时能区别好闻和难闻的气味;7～8 个月时更灵敏,对芳香气味有反应。

(5) 皮肤感觉

皮肤感觉可分为触觉、痛觉、温度觉和深感觉。触觉是引起某些反射的基础,新生儿触觉已很灵敏,如在眼、口唇周围、手掌、足底等部位,触之即有闭眼、张口、缩回手足等反应。新生儿已有痛觉,但较迟钝;2 个月时才逐渐灵敏。温度觉出生时就很灵敏,对牛奶太冷太热也能感觉到;2～3 岁时能通过接触区分物体软、硬、冷、热,5岁时能分辨体积相同、重量不同的物体。

2. 运动发育

小儿运动发育有赖于感知觉(特别是视觉)的参与,与神经肌肉的发育密切相关。小儿动作发育有一定规律,即由上到下,由不协调到协调,由粗到细地发展。新生儿仅有反射性活动(如吸吮、吞咽等)和不自主地活动,2个月俯卧时能抬头,3个月俯卧位时能抬起前半身,4个月扶着髋部能坐,5个月能有意识抓取眼前感兴趣的物品,扶腋下能站直,6个月能翻身,7个月会爬,8个月能坐起来、躺下去,9个月试独站,10~11个月能独站片刻、扶着椅子或推着车子走几步,12个月能独走,15个月走得好,18个月能爬台阶,2岁能双足跳、会用勺子吃饭,3岁能跑,会骑小三轮车,会洗手等。粗动作发育过程可如民间谚语所说,"一听二视三抬头,四撑五抓六翻身,七爬八坐九扶站,一岁娃娃自会走"。

3. 语言发育

语言是表达思维、意识的一种方式。小儿语言发育除与脑的语言中枢发育有关外,还需要有正常的发音器官和听觉,并与后天教养有关。小儿语言发育一般可分为四个阶段。

(1) 发音阶段:新生儿除哇哇啼哭外,没有其他发音;2个月能发出和谐喉音;3个月发出喃喃之声;4个月会笑出声。

(2) 咿呀作语阶段:5~6个月会发出单调音节;7~8个月会发出复音,如"妈妈"、"爸爸"等,并可重复大人所说的简单音节。

(3) 单语单句阶段:1岁以后能说出日常生活简单用语,如"睡、吃、灯"等;15个月能说出自己名字;1岁半能讲单句,能用语言表达自己的要求,如吃饭、睡觉等。

(4) 成语阶段:2岁后能简单交谈;4~5岁能用完整的语言表达自己的意思;6~7岁能讲故事,能较好地掌握语言。

(三) 指数法

指数法利用数学公式,根据身体各部分的比例关系,将两项或多项指标相关联,转化成指数进行评价。本方法计算方便,便于普及,所得结果直观,应用广泛。常用指数有:

(1) 身高体重指数,表示单位身高的体重,体现人体充实度,也反映营养状况。

(2) 身高胸围指数,反映胸廓发育状况,借以反映体型。

(3) 身高坐高指数,通过坐高和身高比值,反映人体躯干和下肢的比例关系,反映体型特点。可根据该指数大小,将个体的体型分为长躯型、中躯型和短躯型。

（4）BMI 指数（body mass index，BMI，体重 kg/身高 m^2），又称体重指数。近年来受国内外学者高度重视，认为它不仅能较敏感地反映身体的充实度和体型胖瘦，且受身高的影响较小，与皮脂厚度、上臂围等反映体脂累积程度指标的相关性也高。我国已建立的"学龄儿童青少年 BMI 超重、肥胖性别-年龄别筛查标准"，是 BMI 在儿童生长发育领域的具体应用。18 岁时该指数≥24 和≥28，可分别筛查为超重和肥胖。

（5）握力指数和背肌力指数：均利用肌力与体重的密切关系，借助单位体重的握力和背肌力校正体重的影响，分别显示上臂和腰背部的肌肉力量，比原指标更具可比性。

（6）肺活量指数：分别利用肺活量和体重、身高的密切关系，利用单位体重或身高校正肺活量，以更确切反映机体肺通气能力的大小。

由于身体指数存在显著的种族、域乡、性别、年龄和身高等差异，应结合专业知识应用，注意克服指数的机械性弱点。制定和应用评价标准时应注意以下问题：① 不能忽视身高因素。同性别、年龄而身高不同的儿童，身材高大而粗壮者和身材矮小而瘦弱者可同样被评价为"体型匀称"。克服方法是利用年龄别身高标准，先筛出那些生长发育迟滞者。② 充分注意指数（尤其源自体格指标者）鲜明的种族、地区差异。③ 大多数指数呈非正态分布。因此，最好依据百分位数法先将指数分若干等级，确定其等级含义。

（四）等级评价法

等级评价法是离差法（用于评价个体、群体儿童少年生长发育现状的常用方法）中最常用的一种。它利用标准差与均值的位置远近，划分等级。评价时将个体该发育指标的实测值与同年龄、同性别相应指标的发育标准比较，以确定发育等级。

一般生长发育评价中，身高和体重是最常用的指标。个体的身高、体重值在判定标准均值±2 个标准差范围内（约占儿童总数的 95%）均可视为正常。但在均值±2 个标准差外的儿童少年，不能据此定为异常；需定期连续观察，结合其他检查，慎重做出结论。个体的体重有升有降，易受内外环境影响。若儿童体重连续数月下降，则应先排除疾病再评价营养状况。

等级评价法亦可用于集体儿童的发育评价，称"等级百分数法"。评价时先将两个班或两所学校所有学生的测量资料，分别按不同发育指标，采用统一标准，对照相应的等级评价标准，确定各个体的等级。然后，分别统计每项指标中各发育等级的人数占各班、各校整体的百分数（%）。由此，可通过分析两班间、两校间在该指标上发育"好"或"差"的等级百分数的高低,比较其发育状况。

等级评价法的优点是方法简单,易掌握,可较准确、直观地了解个体儿童的发育水平高低。评价集体儿童时,所得结论不受两群体内部成员性别、年龄等差异限制。这是因为尽管两群体的成员组成不同,但评价时各个体都是按该指标各自的年龄、性别评价标准进行的;换言之,群体的等级百分数建立在个体等级评价的基础之上。等级评价法的不足之处是只能对单项指标进行评价,无法准确判断发育匀称度,而且其变化趋势在动态观察中不够直观。

(五)曲线图法

曲线图法是离差法中另一常用评价方法。制作曲线图时,将某地不同性别-年龄组某项发育指标的均值、均值±1、±2 个标准差分别点在坐标图上(纵坐标为指标值,横坐标为年龄,男女各一),然后将各年龄组位于同一等级上的各点连成曲线,即制成该指标的发育标准曲线图。若连续几年测量某儿童的身高或体重,将各点连成曲线,则既能观察出该儿童的生长发育现状,又能分析其发育速度和趋势。以身高为例,若个体的测量值在均值±1 个标准差内可评价为发育中等;均值+1~+2 个标准差间者可评价为发育中上等;在均值-1~-2 个标准差间者可评为发育中下等;在均值+2 个标准差以上者可评为上等;而均值-2 个标准差以下者可评价为下等。如上述,在均值±2 个标准差外的儿童,不能一概评价为不正常,应连续观察其发育动态,判断其发育曲线是趋向好转还是趋向恶化,再做出正确判断。

用曲线图来评价集体儿童的发育现状也简便易行。可在同一坐标纸上将该群体各年龄组的某指标均值和该地区同年龄、性别发育的"标准"均值都绘成曲线;比较两曲线相差的高低和距离远近。同理,也可比较某地不同年代某指标的均值曲线。

曲线图法使用广泛,有以下优点:① 方法简单、结果直观、使用方便;② 能描述儿童的发育水平等级;③ 能追踪观察儿童某指标的发育趋势和速度;④ 能比较个体和群体儿童的发育水平。不足之处是不同性别的每一指标都要做一张图,也不能同时评价几项指标,分析比较发育的匀称度。

(六)百分位数法

百分位数法有多种表示方法,其中以百分位数曲线图法(percentile curve)使用最广泛。制作原理、过程与离差法相似,但基准值(P50)和离散度(P3、P25、P75 和 P97 等)均以百分位数表示。优点是无论指标是否呈正态分布,都能准确显示其分散程度。

目前,利用百分位数法和曲线图法结合制成的身高、体重、BMI 等指标的百分位数曲线图,已成为目前 WHO 和许多国家用以评价儿童少年生长发育现状和发展趋势的主要标准。评价时只需找到个体身高或体重在图上的位置,即可评价发育现状。根据所处范围描述结果,如位于<P3、P3~P25、P25~P75、P75~P97或>P97 范围内,分别相当于"下"、"中下"、"中"、"中上"和"上"等。本方法形象直观,反映发育水平准确,便于动态观察。

评价群体儿童时,可单用各指标 P50,配合 P10、P25、P75、P90 等少量曲线,反映同时期不同地区、群体的发育水平差异,或比较同群体不同年代的变化趋势。发育水平处于 P3 和 P97 以外者应重点追踪,比较他们在图上的变化,配合临床检查,排除侏儒症、生长发育迟滞、营养不良或巨人症、肥胖和其他疾患。

本方法的缺点与离差法曲线图相同,制定标准时对样本量的要求较高。若各性别一年龄组人数不足 150 人(青春期不足 200 人),制成的标准曲线两端(P3、P97)值摆动较大,直接影响标准的应用价值。

(七) 生长速度评价法

生长速度是评价生长发育和健康状况的重要指征,常用指标有身高、体重和头围(尤其 3 岁以下)等,身高最常用。遗传、环境因素综合作用于机体所产生的变化,可通过生长速度的加快或减慢反映。即使是同时出生的同性别个体,其生长速度变异也很大,尤其在青春期生长突增阶段。因此,评价生长发育速度,可敏感地反映生长的动态变化。有些儿童因疾病等原因,生长出现障碍,但根据上述评价方法,其生长水平可能仍处于正常范围;此时,只能依据其生长速度的减慢或停滞,才能及早筛查出生长发育异常。

评价个体的生长速度,所用标准需根据追踪资料获得,包含同性别一年龄组的早熟、平均、晚熟等不同类型的增长期望值及其范围,从而能准确、全面地评价生长速度及其变异。长期追踪调查应以有代表性的同一批儿童为对象,每年至少两次定期测量身高。不同季节生长速度不同,故任何年龄的生长速度正常值,都应以一整年的速度及其变异程度表示。

评价群体的生长速度,主要利用前述的半追踪性调查,甚至横断面调查资料,来制定发育速度的参考标准;后者是以年增加值、年增长率为指标所获得的生长速度的近似值。计算方法如下:

(1) 年增加值(annual increment):以身高为例,通过对个体身高的连续测量,把前后两个不同时期测量的身高值相减,除以时间(年为单位)而得。

(2) 年增加率(annual incremental rate):仍以身高为例。因不同年龄个体的基础身高不同,故身高增加值必然受身高基数的牵制。身高基数不同的儿童,尽管增长值相同,含义却不一样;基数越小,生长速度越快。因此,需将年增加值除以身高基数,使绝对数变为相对数,才能得出年增加率(Vt,%)来进行比较。

复习与思考

1. 什么是生长发育?
2. 举例说明学前儿童生长发育的规律。
3. 学前儿童生长发育的评价指标有哪些?
4. 评价学前儿童生长发育的水平,有哪些常用的方法?

第三章　学前儿童身体的疾病及其预防

　　学前儿童身体各个器官、系统的发育不够成熟,机体组织比较柔嫩,机能不够完善,机体对自然环境影响的调节和适应能力较差,对疾病的抵抗能力较弱,机体易受损伤、易感染各种疾病。疾病直接损害儿童的健康,影响儿童的生长发育,也影响儿童日常的生活与活动。因此,教育工作者了解和掌握一些儿童疾病的基础知识和应对疾病的正确有效方法,是保护与促进学前儿童健康的基本要求与必要条件。

第一节　学前儿童的常见病及预防

一、上呼吸道感染(上感)

　　上呼吸道感染是由细菌或病毒引起的鼻咽部炎症。体弱儿常反复发生上感。

(一) 症状

　　(1) 上感症状轻重不同。较大儿童多为鼻咽部症状。鼻塞、流鼻涕、打喷嚏、咳嗽、乏力,可有发热,一般经 3～4 天可自愈。年龄较小(3 岁以下)可出现高热、精神不振、食欲减退、呕吐、腹泻等症状,病程从 1、2 天到 10 余天不等,有的可因高热出现惊厥。

　　(2) 可能引发急性化脓性中耳炎、淋巴结炎、气管炎、支气管炎等。

　　(3) 若出现高热持续不退、咳嗽加重、喘憋等症状时需及时诊治。

（二）护理和预防

1. 护理

病儿宜卧床休息,多喝开水。饮食应有营养、易消化。对高热病儿可用药物降温和物理降温法,使体温降至 38℃左右。

2. 预防

应加强锻炼,多组织学前儿童在户外活动。早晨坚持用冷水洗脸。组织学前儿童户外活动时,穿戴不宜过暖,并根据季节变化,提醒学前儿童增减衣服。合理安排饮食,保证学前儿童的营养需要,但不宜饮食过饱或过于油腻,以免消化不良使抵抗力下降。学前儿童活动室及卧室应经常通风,保持空气新鲜。冬春季节,少带学前儿童到公众场所,避免与上感患者接触。

二、腹泻

腹泻是学前时期的常见病,也是许多其他疾病的并发症。学前期需要较多的营养物质,而消化系统发育不完善,所以胃肠负担较重,加上学前儿童免疫功能亦不完善,因此容易发生腹泻。对于发育迅速的学前儿童来说,腹泻严重影响了机体对营养的吸收,严重腹泻时,由于机体脱水,可影响到生命。

（一）病因

（1）感染。因吃了被细菌、病毒、霉菌污染的食物,或食具被污染,引起胃肠道感染,夏秋季多见。秋季,由病毒引起的腹泻,可在托幼园所流行。肠道外感染,如感冒、中耳炎、肺炎等也可发生腹泻。

（2）饮食不当。多发生于人工喂养的婴儿。如饮食过多、过少、突然改变饮食,个别婴儿对牛奶过敏,也可发生腹泻。

（3）腹部受凉,贪吃冷食冷饮,可引起腹泻。

（二）症状

（1）腹泻症状轻的,一日泻数次至十余次,大便稀糊状或蛋花汤样,体温正常或低热,不影响食欲。

（2）腹泻严重者多因肠道内感染所致。起病急,一日泻十至数十次,呈水样便,尿量减少或无尿,食欲减退,伴有频繁呕吐。因大量失水,使机体脱水,表现为精神萎靡、眼窝凹陷、口唇及皮肤干燥等,严重时会危及生命。

（三）护理和预防

1. 护理

（1）腹部保暖,每次便后用温水洗臀部。（2）已有脱水症状者,无论程度轻重,均应立即送医院治疗。无脱水,可服"口服补液盐",根据袋上注明的量,倒入适量凉开水,搅匀后即可饮用。(3)不要让腹泻的小儿挨饿。仍在吃母乳的婴儿,可继续喂母乳。添加固体食物,可根据病前的饮食情况,确定食物的种类和量,但烹调宜软、碎、烂,少食多餐。

2. 预防

合理喂养婴幼儿,提倡母乳喂养,合理添加辅食,合理断奶。要悉心照料学前儿童,避免腹部着凉。要做好日常饮食卫生工作,生吃的瓜果、蔬菜,一定要保证清洁卫生。当发现腹泻患儿时,应进行隔离治疗,要做消毒工作。

三、龋齿

(一) 病因及危害

残留在口腔中的食物残渣在乳酸杆菌的作用下发酵产酸,腐蚀牙釉质,就形成龋齿。龋齿的病变过程比较缓慢,开始时牙釉质不光滑、色泽灰暗,容易堆积牙垢,而感觉不到疼痛;进一步破坏到牙本质时,则对冷、热、酸、甜等刺激都会感到疼痛;当龋洞扩大到牙髓时,会经常发生剧痛。龋齿不仅影响咀嚼能力,而且可诱发牙髓炎、齿槽脓肿,并进一步危害全身健康。

(二) 预防

(1) 定期检查牙齿。至少每半年检查一次,以便及时发现问题,及时矫治。

(2) 培养学前儿童早晚刷牙、饭后漱口的习惯。从两岁半开始即应养成早晚刷牙的习惯。指导学前儿童学会正确的刷牙方法:顺着牙缝竖刷,刷上牙自上而下,刷下牙自下而上,磨牙的里外要竖刷,咬合面横刷,刷牙时间不要太短,要使牙齿里外及牙缝都刷到。为学前儿童选择头小、刷毛较软、较稀的儿童牙刷,每3个月左右更换一次。每次刷牙后将牙刷清洗干净、甩干,刷头向上放在干燥的地方。

(3) 教育学前儿童不要咬坚硬的东西。

(4) 学前儿童饮食中供应充足的钙。常吃含纤维素较多的食物,如蔬菜、水果、粗粮等,可以清洁牙齿。

(5) 预防牙齿排列不齐,纠正学前儿童某些不良习惯。

用奶瓶喂奶,勿使瓶口压迫乳儿牙龈;不吸吮干橡皮奶头;纠正学前儿童某些不良习惯,如托腮、咬舌、咬唇、咬指甲、吃手指等,以避免影响颌骨的正常发育。若颌骨发育不正常,可致牙齿排列不齐。若乳牙不及时掉落而影响恒牙萌出,应及时拔除滞留的乳牙,以保证恒牙正常萌出。

四、弱视

（一）病因

凡眼部无器质性病变,矫正视力低 0.9 者称为弱视。弱视是儿童视觉发育障碍性疾病。

弱视的原因包括以下几个方面:

（1）先天性弱视。

（2）斜视性弱视。斜视是指眼睛在注视某一方向时,仅一眼视轴指向目标,而另一眼视轴偏离目标,表现为两眼的黑眼珠位置不匀称,是任何一眼视轴偏离的临床现象。

由于斜视,大脑视觉中枢难以形成正常的视觉形象,出现复视（双影）,为排除这种视觉紊乱现象,大脑就抑制来自偏斜眼的刺激,偏斜眼逐渐形成弱视。

（3）屈光参差性弱视。两眼的屈光状态在性质与（或）程度上有显著差异,称屈光参差。

（4）形觉剥夺性弱视。由于某种原因,某只眼因缺少光刺激,视觉发育停顿。

（二）危害

正常视功能包括立体视觉,即物体虽然在两眼视网膜上单独成像,但大脑能将其融合成一个有立体感的物像,称双眼单视功能。

儿童弱视,不能建立完善的双眼单视功能,难以形成立体视觉。缺乏立体视觉将难以分辨物体的远近、深浅等,难以完成精细的技巧,给工作、生活带来诸多不便。

（三）治疗和预防

弱视、斜视的治疗愈早愈好。因此,早期发现,积极治疗弱视和斜视,就成为恢复患眼正常视觉功能的关键因素。幼儿园应定期给学前儿童查视力,并在生活中悉心观察学前儿童的行为,发现他们有视觉障碍的表现,如经常偏着头视物或有斜视时,应及时通知家长,早带孩子去眼科诊治。

五、维生素 D 缺乏性佝偻病

（一）病因

佝偻病又称“软骨病”,是 3 岁以下婴幼儿的常见病。由于机体缺乏促进骨骼钙化的维生素 D 而使骨骼发育出现障碍。佝偻病患儿发育缓慢、抵抗力低,易患肺炎、上感等疾病。

缺乏维生素 D 的主要原因有如下几个方面:

(1) 紫外线照射不足。维生素 D 在婴幼儿饮食中含量很少,主要由皮肤中的 7-脱氢胆固醇吸收紫外线后转化而来。户外活动少,就会因紫外线照射不足而使机体缺乏维生素 D。紫外线可被大气中的粉尘及玻璃吸收,因此,空气污染严重的地区以及隔着窗户晒太阳都会影响维生素 D 的合成。

(2) 生长发育过快的小儿以及双胞胎、早产儿等需要的维生素 D、钙、磷都较多,容易缺乏而患佝偻病。

(3) 长期慢性腹泻的学前儿童机体吸收钙磷减少。

(4) 人工喂养儿因牛奶中的钙不如人奶好吸收,也容易患佝偻病。

(二) 症状

(1) 佝偻病初期,婴幼儿多表现为睡眠不安,常有夜惊。头部多汗,多汗与冷暖无关。因头皮发痒,在枕头上蹭来蹭去,使枕部头发脱落,称为"枕秃"。

(2) 病情进一步发展,出现骨骼的变化,如颅骨某些部位因骨化差,有乒乓球样感觉,头呈方形称方颅;囟门闭合延迟,出牙较晚且不整齐;肋骨与肋软骨相连处膨大,自上而下像一串珠子,称为串珠肋;胸廓骨骼软化,使胸骨前凸,形如"鸡胸",或内陷呈"漏斗胸";胸廓下缘外翻称"肋缘外翻";会站会走的孩子可出现下肢弯曲,成"O"型或"X"型,下肢畸形。

(3) 佝偻病儿一般动作发育迟缓。

(三) 护理和预防

1. 护理

佝偻病患儿体质较弱,应预防上感及传染病;应多晒太阳;按医嘱补充维生素 D 及钙剂,不要勉强患儿站或走,以防止下肢畸形。

2. 预防

① 多让小儿到户外晒太阳。② 提倡母乳喂养,及时添加辅食。母乳中钙、磷的比例适当,人体吸收好,是理想的钙的来源。及时添加蛋黄、肝泥、菜泥等辅食,从中获得一部分维生素 D。③ 积极治疗小儿胃肠疾病,以保证对营养的吸收。④ 北方秋冬季出生的婴儿满月后可适量服用鱼肝油或维生素 D 制剂,用量需遵医嘱,不可滥用。⑤ 预防先天性佝偻病。胎儿出生前 3 个月,要从母亲体内摄取大量的钙,供骨骼钙化。若孕母少见阳光,饮食中缺钙,胎儿出生后可患先天性佝偻病。因此,孕母要常晒太阳,吃含钙丰富的食物。

六、缺铁性贫血

（一）病因

缺铁性贫血是由于缺乏合成血红蛋白的铁及蛋白质,使血液中血红蛋白的浓度低于正常值所致。缺铁的原因主要有如下几点:

（1）先天不足,如早产、双胎等体内储存的铁少,且出生后发育迅速而出现贫血;饮食缺铁,由于长期以乳类为主食,特别是牛奶,而摄入铁少;

（2）学前儿童严重偏食、挑食,摄入不足;饮食缺铜、锌、维生素 C,影响机体对铁的吸收利用;

（3）受疾病影响,如长期腹泻,可使机体对铁、蛋白质等营养吸收利用差;长期少量失血,如钩虫病、鼻衄等,使体内铁丢失过多,也可造成贫血。

（二）症状

病儿表现为面色、口唇、结膜、指甲床苍白少血色,因缺氧,呼吸、脉搏较快,活动后感到心慌、气促,严重贫血可有食欲不振或异食癖。长期贫血使机体缺氧,不仅严重影响儿童的生长发育,还由于脑长期缺氧,而影响学前儿童的智力发展。

（三）预防

出生后 3～4 个月开始逐渐增加含铁丰富的辅食,如蛋黄、肉末、肝泥等。纠正学前儿童挑食、偏食的习惯。在儿童膳食中应有充足的锌和维生素 C。用铁制炊具烹调食物。及时治疗胃肠道疾病。

七、肥胖症

（一）病因及危害

肥胖症是指皮下脂肪积聚过多,体重超过相应身高应有体重的 20% 以上。儿童肥胖可影响他的心理、生理正常发育。肥胖儿参加体育游戏不受小朋友欢迎,且常被嘲笑,难免产生心理障碍。儿时肥胖增加心血管的负担,为成年后形成高血压、冠心病、糖尿病等埋下隐患。

常见病因:

（1）儿童肥胖症与遗传因素有关。

（2）最常见的原因是由于热量过剩造成。小儿因精神因素可能导致食欲亢进,进食过多或饮食中热量过多,食量大或吃零食多。

（3）城市中高楼的增加、电脑电视的普及,使儿童的户外活动明显减少。由于运动量少而小,摄入热量多而不能及时消耗,剩余热量就转化为脂肪存入

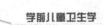

皮下。

进食多、运动少造成的肥胖,称为单纯性肥胖症。

(二) 治疗及预防

1. 控制饮食。改变饮食习惯,少吃或不吃高糖、高脂食物,多吃含纤维素多、较清淡的食物。每日饮食应少食多餐,细嚼慢咽,不至于因为进食过快没有饱腹感而进食量过大。少吃零食,尤其是高热量的甜食。应逐渐减少进食量,直至正常饮食。在饮食管理期间,仍需要照顾小儿的基本营养需要,蛋白质供应量不宜少于 1~2 g/(kg·d),维生素和无机盐的供应量应充分。设法满足小儿食欲,不至于因饥饿而感到痛苦。可提供热能少的食物,如萝卜、芹菜等。根据以上原则,食物应以蔬菜、水果、粮食为主,加适量的瘦肉、鱼、鸡蛋、豆类等。饮食管理须长期坚持才能获得满意的效果。

(2) 多运动是促进肥胖儿体内脂肪消耗的有效途径。每次运动应坚持一定时间,从 15 分钟左右到 1 小时左右,以跳绳、慢跑等不剧烈的活动为宜。

(3) 因内分泌失调所致肥胖,可针对病因进行治疗。

(4) 因心理异常、精神因素所致,应进行心理治疗。

八、蛔虫病

(一) 传播途径

蛔虫寄生于人体内,成虫形如大蚯蚓,色淡红,寄生在肠道内,寿命一年左右。雌虫每日产卵可达 20 万个,随粪便排出后,虫卵污染了泥土、水及食物(瓜果蔬菜),人吃了就会感染蛔虫病。儿童爱玩土,若饭前不洗手或不认真洗干净,就很容易经手—口途径传染而得病。

(二) 症状

虫卵在小肠内发育成幼虫,经小肠壁进入血液,随血液循环至肺,再由肺到气管、咽,重新被人咽进消化道,在小肠定居,发育为成虫。成虫在肠道内定居,剥夺儿童的营养,可使儿童患营养不良、贫血等疾病。蛔虫排出的毒素,刺激神经系统,使儿童睡眠不安,易惊醒,夜间磨牙,影响食欲或有异食癖。蛔虫幼虫经过肺部时,可使肺部发生过敏性的反应,表现为发热、咳嗽、咳血或痰中带血丝等症状。蛔虫可引起许多并发症,如蛔虫扭结成团,阻塞肠道,造成肠梗阻;蛔虫有钻孔的习性,可引发胆道蛔虫、急性胆道炎、急性阑尾炎等严重疾病。

(三) 治疗和预防

(1) 服驱虫药,驱蛔。可于每年九、十月份集体驱蛔。

(2) 蛔虫病重在预防,应注意环境卫生、粪便无害化处理。讲究饮食卫生,生吃瓜果蔬菜一定要洗干净。讲究个人卫生,学前儿童进餐前用肥皂、流动水洗手,勤剪指甲。

九、蛲虫病

(一) 传播途径

蛲虫约 1 cm 长,如棉线粗细,寄生于人体小肠末端及大肠内,成虫寿命约 1 个月左右,雄虫交配雌虫产卵后即死亡。小儿主要经手—口传染,被虫卵污染的手、食物、食具可使人进食时感染。由于雌虫夜间在肛门处产卵,引起瘙痒,儿童用手抓挠,手沾上虫卵可使病儿反复感染。虫卵排出后还可污染衣裤、被褥或玩具,也可造成传播。

(二) 症状

雌虫夜间产卵使肛门奇痒,影响睡眠,间接影响小儿的精神、食欲。因瘙痒抓破皮肤可使肛门周围皮肤发炎。

(三) 治疗和预防

蛲虫成虫寿命仅 1 个月,如果采取严格的卫生措施,经 1~2 个月可自愈。病儿应穿封裆裤睡觉,以防散播虫卵及污染手,可在睡前用蛲虫药膏,涂抹在肛门周围,早晨用温水洗净并换内裤,洗净消毒。

预防应以培养儿童良好卫生习惯为主,养成进食前洗干净手、不吸吮手指、勤换内衣裤等好习惯。学前儿童卧室宜采用湿式扫除,学前儿童床单应常换洗,被褥常晒。

第二节　学前儿童常见传染病的预防

由于学前儿童免疫系统发育不完善,免疫功能较差,学前儿童容易受到病原体的感染,发生传染病。学前儿童在托幼机构生活,朝夕相处,接触频繁,一旦发生传染病,就很容易流行。因此,预防传染病是托幼机构卫生保健工作的一项重要内容。

一、传染病的临床特点及其发生和流行的基本环节

(一) 什么是传染病

传染病是由病原体引起的一类疾病。传染病的基本特征如下：

1. 病原体

病原体是指周围环境中能使人感染疾病的微生物。每种传染病都有特异的病原体,如麻疹的病原体是麻疹病毒,肺结核的病原体是结核杆菌等。

2. 传染性

病原体经过一定的途径进入易感者体内,使之感染发病,如感冒患者在咳嗽、打喷嚏时排出的感冒病毒,可使周围易感者受传染而患病。

3. 流行性、季节性

传染病可在人群中散在发生,或在局部地区人群中大量出现,甚至在许多地区大面积发生,称为传染病的流行。季节性是指传染病易在某个季节发生、流行,如上呼吸道传染病多发于冬春季,消化道传染病多发于夏秋季。

4. 免疫性

传染病痊愈后,人体对该传染病有了抵抗能力,产生不感受性。有些传染病痊愈后可获得终生免疫,如麻疹;而有的如感冒,则免疫时间很短。

(二) 传染病的一般临床特点

从病原体侵入人体到发病以至恢复,一般经过四个阶段：

1. 潜伏期

从感染病原体到出现最初症状,称为潜伏期。潜伏期的长短因病原体的种类、数量、毒力及人体免疫力的不同而不同。

2. 前驱期

病原体不断生长繁殖产生毒素,可引起患者头痛、发热、乏力等全身反应,称为前驱期,为时1～2日。

3. 症状明显期

患病后逐渐出现某种传染病特有的症状,如猩红热出现细密皮疹,乙型脑炎出现颈项强直等典型特征。多数传染病发病过程中伴随发热,但不同传染病发热持续时间长短不同。许多传染病发病时可出现皮疹。皮疹可分为丘疹、斑疹及疱疹等类型。可根据病人出疹的顺序、部位及疹子特点,作为诊断不同传染病的依据。

4. 恢复期

恢复期指症状逐渐减轻至完全康复的一段时期。

（三）传染病发生和流行的三个环节

1. 传染源

传染源是指体内有病原体生长、繁殖并能排出病原体的人或动物，一般可分为三种：

（1）病人，指感染了病原体，并表现出一定症状的患者。病人是传染病的主要传染源。在其发病过程中，能排出病原体的整个时期称为传染期。

（2）病原携带者，包括健康携带者、病后携带者及潜伏期携带者。

（3）受感染的动物，如狂犬传播狂犬病。

2. 传播途径

病原体从传染源排出，侵入他人体内的过程称为传播途径，主要有六种传播方式：

（1）空气飞沫传播。病原体随着病人或携带者说话、咳嗽、打喷嚏等产生的飞沫散布到空气中，使他人受感染，如流感、麻疹等呼吸道传染病主要由飞沫传播。

（2）饮食传播。病原体污染了食物或饮水，经口进入人体，造成新的传染，如甲型肝炎、细菌性痢疾等消化道传染病多由饮食传播。

（3）虫媒传播。病原体由昆虫作为媒介（如蚊、虱、蚤等）进入易感者体内造成感染，如蚊虫传播乙型脑炎。

（4）日常生活接触传播，又称间接性传播。病人或携带者排出的分泌物或排泄物污染了日常用品，如毛巾、衣被、食具等，被易感者接触后造成新的感染，如公用毛巾、脸盆可传播沙眼。

（5）医源性传播。由医务人员在检查、治疗及预防疾病或实验室操作过程中造成的传播，如注射针头消毒不严格可造成乙肝传播。

（6）垂直传播。由传染源直接将病原体传给易感者，比如母婴之间，经胎盘、分娩损伤、哺乳等途径由母亲传染给婴儿，如乙型肝炎等。

3. 易感者

易感者指对某种传染病缺乏特异性免疫，容易受感染的人。人群中对某种传染病的易感者越多，则发生该传染病流行的可能性就越大。通过有计划的预防接种，可降低人群中感染传染病的易感率。

二、传染病的预防

（一）管理传染源

管理传染源，应做到早发现、早报告、早隔离治疗。

（1）早发现病人及病原携带者，可有效地控制传染病的传播。

幼儿园应完善并坚持执行健康检查制度。诸如：新生入园前体检，工作人员进园前体检，体检合格者才可接收，凡传染病患者、病原携带者及接触者暂不接收；传染病流行期间不接受新生、新工作人员；学前儿童及全体工作人员都需要定期体检；做好对学前儿童的晨间检查和全日健康观察工作，特别是在传染病流行期间，检查更应全面细致。

晨间检查主要是摸摸学前儿童的额头、颈部（颌下），看看有无发热及淋巴结肿大；看看学前儿童的皮肤、咽喉及精神状态、睡眠及大小便等。

（2）若发现传染病人或怀疑传染病人，应及时报告卫生防疫部门，以预防并控制传染病的流行。

《中华人民共和国传染病防治法》第三章第三十一条规定："任何单位和个人发现传染病病人或者疑似传染病病人时，应当及时向附近的疾病预防控制机构或者医疗机构报告。"

（3）及时隔离病人、接触者及怀疑传染病的人，有条件的托幼园所应设隔离室。

（二）切断传播途径

做好日常消毒工作；教育学前儿童养成良好的卫生习惯；经常开窗通风保持室内空气新鲜；管理好学前儿童的伙食，注意炊事用具、餐具的消毒等。

当传染病发生后，应针对传染病的传播途径，做好消毒工作。

（三）保护易感者

1. 增强儿童体质，提高非特异性免疫能力

组织学前儿童进行适当的体育锻炼和户外活动；合理营养；培养良好的卫生习惯；为学前儿童创设良好的生活环境。

2. 预防接种

将疫苗通过适当的途径接种到人体内，使人体产生对该传染病的抵抗力，称为预防接种。为了提高人群的免疫水平，控制和消灭传染病，进行有系统、有计划的预防接种，称为计划免疫。《传染病防治法》第二章第十五条规定："国家实行有计划的预防接种制度。"《传染病防治法实施办法》第二章第十二条规定："国家对儿童实行预防接种证制度。适龄儿童应当按照国家有关规定，接受预防接种。适龄儿童的家长或监护人应当及时向医疗保健机构申请办理预防接种证。托幼机构、学校在办理入托、入学手续时，应当查验预防接种证，未按规定接种的儿童应当及时补种。"各地卫生防疫部门根据当地传染病的流行趋势、人群免疫水平及各种预防制剂的免疫效果等，制订出该地区的免疫程序，供应疫苗，组织接种工作;儿童须按照计划的免疫程序,及时接种疫苗。

表 3-1 国家免疫规划疫苗儿童免疫程序表(2016 年版)

疫苗种类		接种年(月)龄														
名称	缩写	出生时	1月	2月	3月	4月	5月	6月	8月	9月	18月	2岁	3岁	4岁	5岁	6岁
乙肝疫苗	HepB	1	2					3								
卡介苗	BCG	1														
脊灰灭活疫苗	IPV				1											
脊灰减毒活疫苗	OPV					1	2							3		
百白破疫苗	DTaP					1	2	3			4					
白破疫苗	DT															1
麻风疫苗	MR								1							
麻腮风疫苗	MMR										1					
乙脑减毒活疫苗 或乙脑灭活疫苗[1]	JE-L								1			2				
	JE-I								1、2			3			4	
A群流脑多糖疫苗	MPSV-A							1		2						
A群C群流脑多糖疫苗	MPSV-AC												1			2
甲肝减毒活疫苗 或甲肝灭活疫苗[2]	HepA-L										1					
	HepA-I										1	2				

注:1. 选择乙脑减毒活疫苗接种时,采用两剂次接种程序。选择乙脑灭活疫苗接种时,采用四剂次接种程序;乙脑灭活疫苗第1、2剂间隔7~10天;

　　2. 选择甲肝减毒活疫苗接种时,采用一剂次接种程序。选择甲肝灭活疫苗接种时,采用两剂次接种程序。

三、学前儿童常见传染病及其预防

(一) 水痘

水痘是由水痘病毒引起的呼吸道传染病,传染性极强,多发于冬春季。易感者多为 6 个月以上的婴幼儿。病初,可经飞沫传播;当皮肤疱疹溃破后,可经衣物、用具等传播。

1. 症状

感染水痘后,潜伏期约 10～21 天。发病初期 1～2 天多有低热,随后出皮疹。皮疹先见于躯干,渐延及头面部、四肢,呈向心型分布。初起时为红色丘疹,1 天左右变为水疱,3～4 天后水疱干缩,变为痂皮,痂皮脱落,一般不留疤痕。皮疹分批出现,丘疹、水疱、痂皮可同时存在,皮肤瘙痒。

2. 护理和预防

护理:保持皮肤清洁,防止小儿搔抓皮肤,可用炉甘石擦剂止痒。

预防:保持小儿活动室、睡眠室空气流通。少带学前儿童到公共场所,避免让学前儿童接触病人。发现病儿应及时隔离、治疗,隔离至皮疹全部干燥、结痂,没有新皮疹出现方可回班。接触者检疫 21 天。病儿停留过的房间开窗通风 3 小时。

(二) 风疹

风疹是由风疹病毒引起的呼吸道传染病。风疹病毒在体外生存能力很弱,因此,传染性较小。本病多发生于冬春季。

1. 症状

潜伏期约 10～21 天。前驱症状较轻,表现为低热、咳嗽、流鼻涕、乏力、咽痛、眼发红等类似感冒的症状,同时,身后、枕部淋巴结肿大。在发热的 1～2 天内开始出皮疹,从面部、颈部开始,24 小时内遍及全身。手掌、足底没有皮疹。皮疹一般在 3 天内消退。出疹期间病儿精神良好。

2. 护理和预防

护理:病儿需隔离至出疹后 5 天。病儿宜卧床休息、饮食有营养、易消化。注意保持皮肤卫生。

预防:可注射风疹疫苗。其他同水痘预防。

(三) 幼儿急疹

幼儿急疹是由病毒引起的呼吸道传染病,传染性不强,多发于 6 个月～2 岁的小儿。

1. 症状

潜伏期为 8～15 天。起病急,突发高热,可达 39～41℃,伴有咳嗽、流鼻涕、眼发红等类似感冒的症状。发病过程中大多精神较好,病容不明显,少数可因高热出现惊厥。高热 3～5 天后体温骤降,同时出现皮疹。一天内皮疹出齐,躯干、颈部较多,颜面及四肢较少,1～2 天内皮疹完全消退。

2. 护理和预防

护理:针对高热对症治疗,以免发生高热惊厥。卧床休息,多喝开水。

预防:同呼吸道传染病。

(四)麻疹

麻疹是由麻疹病毒引起的急性呼吸道传染病,传染性极强,多发于冬春季。主要经空气飞沫直接传播,也可经接触被污染的生活用品传播,作为机械携带工具,在短时间短距离起到传播作用,引起感染。

1. 症状

(1)潜伏期:小儿麻疹潜伏期一般为 10～14 天,亦有短至 1 周左右。在潜伏期内可有轻度体温上升。

(2)前驱期:小儿麻疹前驱期也称发疹前期,一般为 3～4 天。这一期的主要表现类似上呼吸道感染症状:① 发热,见于所有病例,多为中度以上发热;② 咳嗽、流涕、流泪、咽部充血等卡他症状,以眼症状突出,结膜发炎、眼睑水肿、眼泪增多、畏光、下眼睑边缘有一条明显充血横线(Stimson 线),对诊断小儿麻疹极有帮助;③ Koplik 斑,在发疹前 24～48 小时出现,为直径约 1.0 mm 灰白色小点,外有红色晕圈,开始仅见于对着下臼齿的颊黏膜上,但在一天内很快增多,可累及整个颊黏膜并蔓延至唇部黏膜,黏膜疹在皮疹出现后即逐渐消失,可留有暗红色小点;④ 偶见皮肤荨麻疹,隐约斑疹或猩红热样皮疹,在出现典型皮疹时消失;⑤ 部分病例可有一些非特异症状,如全身不适、食欲减退、精神不振等。婴儿可有消化系统症状。

(3)出疹期:小儿出疹期多在发热后 3～4 天出现皮疹。体温可突然升高至 40～40.5℃,皮疹开始为稀疏不规则的红色斑丘疹,疹间皮肤正常,始见于耳后、颈部、沿着发际边缘,24 小时内向下发展,遍及面部、躯干及上肢,第 3 天皮疹累及下肢及足部,病情严重者皮疹常融合,皮肤水肿,面部浮肿变形。大部分皮疹压之褪色,但亦有出现瘀点者。

(4)恢复期:小儿出疹 3～4 天后皮疹开始消退,消退顺序与出疹时相同;在无合并症发生的情况下,食欲、精神等其他症状也随之好转。疹退后,皮肤留有糠麸状脱屑及棕色色素沉着,7～10 天痊愈。

2. 护理和预防

(1)对小儿麻疹患儿应早发现、及时隔离、及早治疗。隔离患儿不要出门,易感小儿不串门。

(2)良好的护理有助于本病的恢复,并可减少并发症。有的患儿护理得当,可不治而愈。如果护理不当,就会发生严重的并发症,此时要及时采取其他治疗措施。

(3)室内温度要适宜,不可忽冷忽热。保持空气新鲜。灯光要柔和,避免强光刺激眼睛。

（4）给患儿勤翻身和擦洗皮肤，注意清洁口鼻，如果眼眵过多者，可用生理盐水或温开水轻轻擦洗。

（5）供给患儿足够饮水，在出疹期给予清淡易消化食物，进入恢复期应及时适量添加营养丰富的食物。

（五）流行性感冒（流感）

流感是由流感病毒引起的呼吸道传染病。病毒经飞沫传播。人群对流感普遍易感，常发生流感大流行。

1. 症状

潜伏期为数小时至数日。发病急，寒战、发热、体温可达 39℃以上，伴有头痛、倦怠乏力、关节酸痛等，还可出现恶心呕吐、腹泻等消化道症状。流感的全身症状明显，而呼吸道症状较轻。儿童患流感容易并发肺炎。发热 3～4 天后逐渐退热、症状缓解，乏力可持续 1～2 周。

2. 护理和预防

护理：应卧床休息，退热后不要急于活动。多饮水，吃有营养、好消化的食物。

预防：增强体质。流感流行时，少去公共场所，减少聚会；保持室内空气新鲜；注意随天气变化增减衣服；接种流感疫苗。

（六）流行性腮腺炎

流行性腮腺炎是由腮腺炎病毒引起的呼吸道传染病，传染性较强，主要经飞沫传播，多发于冬春季。易感者多为 2 岁以上儿童。

1. 症状

潜伏期为 14～21 天。一般先于一侧腮腺肿大、疼痛，后波及对侧，约 4～5 天消肿。腮腺肿大以耳垂为中心，边缘不清，表面发热，有压痛感，咀嚼时疼痛，伴有发热、畏寒、头痛、食欲不振等症状。若出现嗜睡、头痛、剧烈呕吐等症状应及时就医。

2. 护理和预防

护理：病儿宜卧床休息；多喝开水，吃流质或半流质食物，避免吃酸辣的食物；可服用板蓝根治疗；腮腺肿痛时，可冷敷，或以中草药外敷（如青黛散、紫金锭等）。

预防：隔离病儿，至腮腺完全消肿。接触者检疫观察 3 周，可服用板蓝根冲剂预防。可注射腮腺炎疫苗。

（七）猩红热

猩红热是由乙型溶血性链球菌引起的急性呼吸道传染病，主要经飞沫传播，也可由被污染的用具、食物、玩具等传播，多发生于冬春季。

1. 症状

潜伏期 2~5 天。病初以发热、头痛、咽痛、呕吐为主,咽部发红,扁桃体红肿,有脓性渗出物。1~2 天内出皮疹,从耳后、颈部、胸部迅速波及躯干、四肢。全身皮肤潮红,布满针尖大小的点状红色皮疹,手压可褪色。在腋窝、肘弯、腹股沟等处,皮疹细密如条条红线。面部充血潮红,口唇周围皮疹稀少,呈环口白圈。舌面光滑、舌乳头肿大,像杨梅,称"杨梅舌"。皮疹 2~4 日内消失,1 周左右开始脱皮。少数病儿可并发急性肾炎等疾病。

2. 护理和预防

护理:隔离病儿至少 7 天。遵医嘱,彻底治疗。

预防:同水痘。

(八)病毒性肝炎

病毒性肝炎是由肝炎病毒引起的流行比较广泛的常见传染病。传染源为病人及病毒携带者。

1. 传播途径

甲型肝炎病毒存在于病人粪便中,自潜伏期末至发病后 2~3 周都有传染性。病人粪便直接或间接污染食物,经口传播。

乙型肝炎病毒存在于病人及携带者的血液、体液(唾液、乳汁等)及粪便中。通过注射、输血及消毒不严格的医疗操作而传播是发生乙肝的主要途径。此外,母婴之间及生活上的密切接触也是重要传播途径。

2. 症状

病毒性肝炎分甲型、乙型、非甲非乙型等多种类型。主要症状为食欲减退、恶心、乏力、腹泻、肝肿大有压痛,不喜欢吃油腻食物等,部分人有黄疸(巩膜、皮肤变黄)。

3. 护理和预防

护理:隔离病人。肝炎病人应多休息,病情好转可轻微活动。饮食以少脂肪、多维生素及适量蛋白质和糖类为宜。

预防:养成良好的卫生习惯。饭前便后洗手,讲究饮食卫生,防止病从口入,水杯、牙具等应个人专用,做好日常消毒工作。学前儿童的食具、水杯等应煮沸消毒(水烧开后煮 15 分钟以上);幼儿园工作人员应定期体检,应严格执行各种注射和针刺用具的消毒,并坚持"一人一针筒"的原则。早发现、隔离病人,病人隔离后应彻底消毒所在班的用具、设施。

(九)细菌性痢疾

细菌性痢疾是由痢疾杆菌引起的肠道传染病,多发生于夏秋季。病人及带菌者的粪便污染了水、食物等,经手—口传播。

1. 症状

潜伏期为 1～3 天。起病急,高热、寒战、腹痛、腹泻。一日可泻十到数十次,为脓血便。排便有明显的里急后重感。少数病人,中毒症状严重,表现为高热、精神萎靡或烦躁不安,很快昏迷、抽风。

2. 护理和预防

护理:病人宜卧床休息。饮食以流质为主,忌油腻及刺激性食物。病情好转应加强营养。治疗须彻底,以免转成慢性菌痢。

预防:早发现、早隔离病人和带菌者。加强环境卫生、个人卫生和饮食卫生。

(十)急性结膜炎

1. 病因、症状

急性结膜炎俗称"红眼病",是由病毒或细菌引起的传染性眼病,以春夏季多见。细菌性结膜炎一般常有脓性及黏性分泌物,早上醒来时上下眼睑被粘住,眼睛怕光、疼痛、有异物感。病毒性结膜炎症状略轻,眼分泌物多为水样。结膜炎的发炎部位是眼球表面及上下眼睑。内侧的结膜发炎,表现为白眼珠发红,故名"红眼病"。

2. 护理和预防

护理:可用生理盐水或硼酸溶液洗眼睛。白天点眼药水、晚上用眼药膏。忌包扎眼睛,以免分泌物无法排出。

预防:急性结膜炎传染性很强,要重视预防和隔离消毒。教育学前儿童不用手揉眼睛。手绢、毛巾等要专用,用后煮沸消毒。用流动水洗脸。成人为患儿滴过眼药须认真用肥皂洗手。

链　接

常用护理技术

一、测体温

婴幼儿的体温比成人略高,正常体温(腋表)约为 36～37.4℃,一昼夜之间有生理性波动。吃奶、吃饭、哭闹、衣被过暖或室温过高,都会使婴幼儿体温略高,因此,测体温最好在进食半小时以后的安静状态下进行。给婴幼儿测体温时,要测腋下,这样既安全又卫生。测量前,要先查看一下体温表的度数。具体方法是:手拿体温表的上端,使体温表和眼睛平行,来回转动几次,以便看清楚体温表水银线的刻度。如果刻度超过 35℃,向下、向外轻轻甩几下,使水银线降到35℃以下。然后,擦去婴幼儿腋窝的汗,把体温表的水银端放在腋窝中间,待婴幼儿夹好体温表后,扶住婴幼儿的胳膊,以免体温表位置移动而使测量不准或折断水银表。一般待5分钟即可,时间太短、太长都会影响所测体温的准确性。

二、喂药

对两岁以上的婴幼儿,要尽量鼓励他自己吃药,不要吓唬他,不要捏着鼻子硬灌,也不要把药掺在饭菜里。饭菜变了味不仅会引起婴幼儿呕吐,还会影响其食欲。对新生儿、小婴儿或还不懂事的幼儿,就需要喂药。如果是药片,要压成粉末,放在小勺里,加点糖和少许水,调成半流体状,也可用果汁、糖浆调药。具体方法是:把婴幼儿抱坐在成人腿上,固定住他的身体和头部,使头偏向一侧;用手捏住婴幼儿的下巴,把小勺从婴幼儿的嘴角伸进去,轻轻压住他的舌头,等药咽下去了,再取出小勺;喂完药后,再喂点糖水或奶,免得药物刺激胃黏膜,引起婴幼儿呕吐。

三、滴眼药

滴眼药应放在阴凉干燥的地方保存。用前应仔细查对药名、浓度,防止用错药。成人要洗干净手,再给婴幼儿滴眼药。具体方法是:用左手食指、拇指轻轻分开婴幼儿的上下眼皮,让他向上看,把药滴在下眼皮内,每次1～2滴。注意不要点在眼球上,否则会引起婴幼儿眨眼,把药全挤出来。滴过药后,可以轻轻提起婴幼儿的上眼皮,防止药液流出来。

四、滴鼻药

让婴幼儿仰卧,肩下垫个枕头,头尽量后仰,使鼻孔朝上;点1～2滴药液,轻揉鼻翼使药分布均匀,过一会儿再让婴幼儿坐起来。这样就不至于使药液全流到嘴里去。

五、滴耳药

滴耳药时,让婴幼儿侧着躺,病耳向上,并向下、向后轻拉耳垂,使外耳道伸直;用干净的棉花签把外耳道内的脓液擦干净;滴入1～2滴药液,轻轻按揉耳屏使药液分布均匀;在外耳道口塞一块卫生棉球,防止药液流出弄脏衣服。若刚从冰箱内取出滴耳液,要在室温下放一会儿再用,否则,会引起不适,甚至发生眩晕。

六、高热护理

高热是指体温超过38.5℃。发烧虽然是人体的一种防御反应,但是,发高烧需要采取降温措施。因为高烧会使人感到很不舒服,还会使体内的热量消耗增加,心率加快,消化功能减弱。婴幼儿的神经系统还未发育成熟,高烧会引起惊厥,也就是抽风。常用的退烧方法有药物降温和物理降温两种。药物降温是吃退烧药,打退烧针;物理降温是用冷敷、酒精擦拭等方法降温。对于婴幼儿来说,物理降温的方法更安全,可以单独使用或配合药物降温使用。冷敷的操作方法:把小毛巾折叠成几层,浸在凉水里,浸透后拿出拧成半干,敷在前额,也可以敷在颈部两侧、腋窝、肘窝、大腿根等大血管通过的地方。每5～10分钟换一次毛巾,也可以用热水袋灌进凉水或碎冰,做成冰枕来代替毛巾。酒精擦拭的操作方法:酒精容易挥发,能比较快地使热量散发出去。根据酒精的这一特点,可以倒一些75％的酒精或白酒,加1倍水,把小毛巾浸泡在里面,浸透后拿出拧成半干,擦拭颈部两侧、腋窝、胳膊等部位。进行物理降温要注意避风。另外,在高烧初起的时候,皮肤血管收缩,常常打寒战,这时候要保暖,不要降温。寒战过去了,体温迅速上升,就要采取降温措施了。物理降温使体温降到38℃即可。

七、测脉搏和观察呼吸

测脉搏是一项重要的护理技术,可以发现心率的改变,略知心脏的情况。测脉搏要在婴幼儿安静的时刻进行。

观察呼吸也是一项重要的护理技术。婴幼儿的胸腔比较狭窄,肋间肌力量不大,主要靠膈肌上下运动来完成呼吸,因此,呼吸可以通过腹部的起伏来观察。每一呼一吸算一次呼吸,数一分钟。如果小儿在安静时呼吸明显加快,喘气费劲就是病态了。

复习与思考

1. 如何预防佝偻病?

2. 龋齿的病因是什么? 如何保护学前儿童的牙齿?

3. 弱视产生的原因是什么? 学前儿童弱视有什么危害?

4. 体内缺铁的原因有哪些?

5. 对于学前儿童的腹泻应如何护理?

6. 学前儿童患肥胖症有什么危害? 如何预防?

7. 病原体、潜伏期、传染源、病原携带者各指什么?

8. 如何预防传染病?

9. 什么是特异性免疫和非特异性免疫?

10. 传染病流行的三个基本环节是什么?

11. 切断传染途径及保护易感儿的措施各是什么?

12. 幼儿急疹会出现哪些症状,应如何护理?

13. 怎样预防传染性肝炎?

第四章 学前儿童心理卫生

第一节 概 述

随着人们对健康概念认识的日渐完善以及对健康关心程度的不断提高,心理健康已越来越引起人们的普遍重视。要保证人的心理健康,就要讲究心理卫生。重视和讲究学前儿童的心理卫生,是保证学前儿童心理健康的重要措施。

一、心理卫生的含义

心理卫生,也称精神卫生,它是指维护和增进人们的心理健康、预防心理疾病的发生以及矫治各种不健康心理的心理学原则、方法和措施。

较早从事心理卫生研究与实践工作的应属医学界。早期的心理卫生工作主要是围绕有躯体疾病和心理疾病的患者开展的,目的在于预防和治疗疾病,这可以说是一种狭义的心理卫生。

随着社会的进步以及医学的发展,人们更多地从积极的意义上去认识和研究心理卫生。当今社会,心理卫生工作的着眼点已经放在健康人的心理保健方面,即从个体生命刚刚诞生之时起,就开始加强心理保健工作,其目的在于从根本上消除对心理可能造成有害影响的根源,预防心理障碍和心理疾病的产生,促使人们的心理尽可能达到较高的健康水平。可见,心理卫生的主要意义在于积极地维护和增进人们的心理健康。

二、学前儿童心理卫生的意义

婴幼儿期,是人的一生中身心各方面发展最迅速、最重要的时期。学前儿童在成长的过程中并不是一帆风顺的,他们会经历许多转折点,也会遇到许多矛盾与困难。由于他们年龄尚小,经验与能力都很欠缺,而且,也极易受到各种不良因素的影响,因此,在其成长过程中,成人应重视学前儿童的心理卫生,加强对学前儿童的心理保健,增强学前儿童的心理能力,尽可能避免学前儿童出现这样或那样的心理问题或心理障碍,这对于学前儿童心理的健康发展是十分重要的。

从社会的背景上看,现代社会正处于急剧的变化之中,社会竞争的日益激烈、人们生活节奏的不断加快、人际关系的日益复杂、家庭结构与居住环境的改变等,都在无形之中增加了学前儿童在成长过程中的紧张因素或不利因素,致使学前儿童的心理问题较以前明显增多。

如果婴幼儿期的心理问题没有得到及时消除,将会使学前儿童在成长的过程中遭受挫折,这不仅会影响学前儿童现阶段的生活和活动,影响学前儿童心理的正常发育和健康,而且,不良的心理状态还会影响学前儿童身体的正常发育和健康,有的甚至会导致躯体疾病或心身疾病的发生。不仅如此,某些心理问题或心理障碍,还将会影响到其一生的健康。研究表明,一个人在心理方面的异常、障碍和心理疾病,并不是无缘无故、突然发生的,其原因大多数起源于儿童时期(尤其是学前儿童阶段)在心理方面所受到的不良刺激或不良影响。

因此,必须加强学前儿童心理卫生工作,这是维护和增进学前儿童心理健康乃至人一生健康的重要保证。

第二节　学前儿童常见的心理问题及预防

学前儿童心理问题的早期发现、早期干预和早期治疗,对于学前儿童的正常发育和健康成长,乃至其一生的健康都具有十分重要的意义。

一、学前儿童心理问题的早期发现

在学前儿童的成长过程中,免不了会出现这样或那样的问题,对此,我们首先应该考虑其年龄阶段发育的基本特点。因为,有些问题是学前儿童发展阶段中的年龄特征,随着其年龄的增长以及教育的实施,这些问题会逐渐地自行消失,不属于心理问题。例如:两岁以前的学前儿童,经常会出现尿床的现象,这是由其生理机能发育的年龄特点所决定的,属于正常现象。再如,两三岁的学前儿童经常表现出以自我为中心的行为,这也是其心理发展过程中的一个年龄特点,也属于正常行为。

那么,什么是学前儿童的心理问题呢?

学前儿童的心理问题,是指学前儿童心理活动异常及行为表现偏离常态的现象。仍然拿上述例子来分析,两岁以前的学前儿童经常出现尿床的现象,是属于正常的,但四五岁的学前儿童如果也经常出现尿床现象,那就不正常了,属于一种心理问题。同样,随着学前儿童年龄的增长、社会交往经验的获得以及教育的实施,学前儿童会逐渐变得能与同伴友好相处,学会分享与合作;如果四五岁的学前儿童仍然处处表现出以自我为中心,那他就很难与人相处,结果必然会导致社会适应上的障碍,这就是一种心理问题。

因此,在判断学前儿童心理是否正常的时候,首先必须结合学前儿童不同年龄阶段生理和心理发育的特征,并以此为基础,同时,还要考虑到学前儿童所处的社会环境特点以及教育文化背景,综合地加以判断。

由于学前儿童尚处于身心发育的迅速时期,其可塑性很大,这就为学前儿童心理问题的矫治提供了有利的时机。如果学前儿童的心理问题能得到及时的指导和矫治,这些在情绪和行为上的偏异就会得到较好的纠正,或者完全消失,这对于学前儿童的正常发育和健康成长乃至其一生的健康都具有十分重要的意义。因此,成人应及早地发现并重视学前儿童的心理问题,及时地进行分析,必要时,可以请儿童心理卫生工作者或儿童精神科医生进行鉴定确诊,然后针对具体情况,采取相应的对策和治疗手段,包括教育干预、心理治疗、药物治疗等。

二、学前儿童常见的心理问题及预防

学前儿童在发展的过程中,由于受到来自生理的、心理的以及社会环境、教养方式等多方面因素的影响,有为数不少的学前儿童会在其发展的某些阶段里,出现或多或少的在情绪或行为上的轻微偏异,如情绪不稳、爱发脾气、任性、冲动、多动、以自我为中心、破坏性行为、敏感、多疑、胆怯、退缩、害羞、过分谨慎、自卑、忧郁、孤僻、冷漠、依赖性强等。这些在情绪或行为上的偏异,除了具有程度上的差异外,有的还有一定的性别差异。

也有一些学前儿童会出现相对较重的心理问题,如夜惊、梦魇、遗尿症、神经性厌食、口吃、选择性缄默症、多动症、攻击性行为、吮吸手指、咬指甲、习惯性阴部摩擦等。

(一) 夜惊

1. 夜惊的概念

夜惊,是指睡眠时所产生的一种惊恐反应,属于睡眠障碍。

2. 学前儿童夜惊的主要表现

在睡眠中惊醒,学前儿童从床上突然坐起、两眼瞪直、惊慌失措或哭喊出声,表现出恐惧、害怕、惊慌、焦虑等神情。这时,如果叫他,通常难以唤醒;对于他人的安抚,他一般不予理会。夜惊的发作可持续数分钟,发作后仍然能平静入睡,睡醒后基本上对此事没有记忆。

3. 引起学前儿童夜惊的主要原因

(1)精神紧张、焦虑不安。如离开亲人进入到陌生环境,受到成人的严厉责备,睡前看了较紧张、较恐怖的电视,或经常听一些情节较紧张的故事等。

(2)不良的睡眠习惯。如睡眠时将手压在胸口上等。

(3)躯体患有疾病。如因鼻咽部位患病而引起睡眠时呼吸不畅,或患肠道寄生虫病等。

4. 学前儿童夜惊的预防与矫治

消除引起学前儿童精神紧张、焦虑不安的各种因素,注意培养学前儿童良好的睡眠习惯。如果学前儿童患有躯体方面的疾病,应及早进行治疗。随着引起夜惊诱因的解除以及学前儿童年龄的增长,大多数学前儿童的夜惊会自行消失。

(二) 梦魇

1. 梦魇的概念

梦魇,是指以做噩梦为主要表现的一种睡眠障碍。

2. 学前儿童梦魇的主要表现

由于学前儿童在做噩梦时是处于极度的紧张、恐惧、焦虑之中,以致大声哭喊而惊醒。惊醒后,学前儿童仍表现出短暂的精神紧张、焦虑不安,但能向他人叙述恶梦中的某些片断,表达出其恐惧、焦虑的体验;随后不多时,学前儿童可以完全摆脱对梦境的恐惧情绪,再度入睡。

3. 引起学前儿童梦魇的主要原因

(1)精神紧张、焦虑不安。如遭受挫折,受到惊吓,睡前看了较紧张、恐怖的电视,或听了情节较紧张的故事等。

(2)不良的睡眠或饮食习惯。如睡眠时将手压在胸口上,睡前吃了较多的食物等。

(3)躯体患有疾病。如因患呼吸道疾病而引起睡眠时呼吸不畅,或患有肠道寄生虫病等。

4. 学前儿童梦魇的预防与矫治

消除引起学前儿童精神紧张、焦虑不安的各种因素,培养学前儿童良好的生活习惯,使学前儿童的生活有规律。如果学前儿童患有躯体方面的疾病,应及早进行治疗。

(三) 遗尿症

1. 遗尿症的概念

尿床对于较小的学前儿童来说,也是一种较普遍的现象,但学前儿童到了四五岁以后,仍然经常性地出现不自主的排尿现象,则应视为患有遗尿症。由于遗尿多发生于夜间,故也称作夜尿症。在患遗尿症的学前儿童中,通常男童多于女童。

2. 学前儿童遗尿症产生的主要原因

(1) 由于精神紧张而引起大脑皮层功能失调。如精神受到创伤、受到惊吓、对生活环境的改变不能适应等。遗尿本身也是一种精神紧张的刺激,因而反过来又会加重遗尿现象。

(2) 没有养成良好的排尿习惯。

(3) 白天疲劳过度,引起夜间睡眠过深。

(4) 躯体患有疾病,如膀胱炎、糖尿病等。

3. 学前儿童遗尿症的预防与矫治

消除引起学前儿童精神紧张的各种因素,包括学前儿童因遗尿后产生的心理压力,帮助学前儿童逐步树立起克服遗尿的信心。安排好学前儿童的生活,避免学前儿童白天过累,晚间适当控制学前儿童的饮水量。培养学前儿童良好的排尿习惯。对于患有躯体疾病的学前儿童,应及早进行治疗,同时,也可以配合进行行为治疗、药物治疗等。

(四) 神经性厌食

1. 神经性厌食的概念

神经性厌食,是指由于心理因素而引起的一种进食障碍。

2. 学前儿童神经性厌食的表现

学前儿童对食物缺乏兴趣,没有食欲,进食量很少,如果强迫进食则易引起呕吐。

3. 引起学前儿童神经性厌食的主要原因

(1) 精神紧张。如受到强烈的惊吓,家庭关系紧张,对新环境不适应,离开亲人等。

(2) 家长过分注意学前儿童的进食量,强迫学前儿童进食。

4. 学前儿童神经性厌食的预防与矫治

消除引起学前儿童精神紧张的各种因素,使学前儿童能精神放松,情绪愉快。成人要改变不良的喂养方式,不要强迫学前儿童进食,同时,积极地为学前儿童营造一种轻松、愉快的进餐环境,如果能有其他学前儿童与其一同进餐,则可以起到较好的矫治效果。

(五)口吃

1. 口吃的概念

口吃,是指在说话时不自主地在字音或字句上,表现出不正确的停顿、延长和重复现象。它是一种常见的语言节律障碍。

2. 学前儿童口吃的表现

口吃的学前儿童在说话时,通常还伴有情绪激动、跺脚、拍腿、摇头、瞪眼等表现。口吃的学前儿童常有自卑、胆怯、退缩、少言寡语、孤独、不合群等消极的心理特征。在患口吃的学前儿童中,通常男童多于女童。

3. 引起学前儿童口吃的主要原因

(1) 精神紧张

如家长对学前儿童的期望过高,对学前儿童的态度过于严厉,由于父母离异、强烈的惊吓等使得学前儿童受到精神上的刺激等。口吃本身又会加剧学前儿童心理的紧张程度,因而,当学前儿童处于激动、紧张等状态时,其口吃现象则会表现得更为严重。

(2) 模仿

学前儿童具有好模仿的特点,由于觉得口吃者讲起话来很好玩,于是经常加以模仿,时间长了便形成习惯。

(3) 成人教育上的失误

两三岁的学前儿童,正处于语言迅速发展的时期,由于他们还不能迅速地选择词汇,或是不能迅速地组句,有时会表现出重复或延长某一个字或语言不连贯、不流畅的现象,这在学前儿童语言发展的过程中属正常现象,是一种发育性的口吃,而不是真正的口吃。随着学前儿童年龄的增长,这种口吃现象会逐渐消失。但如果在这一阶段中,成人经常对此加以纠正、训斥或加以模仿,无形之中会起到一种强化的作用,引起学前儿童对自己说话的过分注意,使学前儿童担心自己说话不流利,精神变得紧张,这样口吃就会更加严重,结果反而真的形成了口吃。

4. 学前儿童口吃的预防与矫治

消除引起学前儿童精神紧张的各种因素,成人应用平静、柔和的语气与学前儿童说话,引导学前儿童不要着急、慢慢地说,绝不要对学前儿童口吃现象进行指责或过于纠正。同时,成人也应注意周围的环境,尽可能避免因学前儿童口吃而遭到周围人的嘲笑或模仿。引导学前儿童练习朗读儿歌、练习唱歌,也是帮助学前儿童矫正口吃的一种较好的方法,此外,还可以同时配以专门的训练。对于学前儿童在语言发育过程中出现的不流畅现象,成人应正确对待,不要使学前儿童对说话感到紧张和不安。

(六)选择性缄默症

1. 选择性缄默症的概念

选择性缄默症,是指并无器质性损伤或病变,只是由于心理因素而引起的在言语交往上选择性的保持缄默不语状态。这是一种保护性的反应。

2. 学前儿童选择性缄默症的表现

患选择性缄默症的学前儿童,通常在人多的场合或面对陌生人时,长时间地保持沉默不语,只是在亲人面前才开口说话。选择性缄默症多发生于三岁以上的学前儿童。在学前儿童选择性缄默症患者中,通常女童多于男童,而且,多见于较敏感、胆小、羞怯、体弱的学前儿童。

3. 学前儿童选择性缄默症的原因

学前儿童选择性缄默症产生的原因,主要来自于心理因素,如精神紧张、恐惧、焦虑不安等。

4. 学前儿童选择性缄默症的矫治

消除引起学前儿童心理紧张的各种因素,使学前儿童能在轻松、愉快的环境中生活和活动。培养学前儿童广泛的兴趣,积极鼓励学前儿童参加各种游戏活动。成人不要过多地注意学前儿童的表现,更不要批评、训斥或逼迫学前儿童说话,否则,会使学前儿童的紧张心理加剧,甚至导致学前儿童产生逆反心理,这更不利于矫治。对于选择性缄默症较严重的学前儿童,可以请儿童精神科医生帮助治疗。

(七)多动症

1. 多动症的概念

多动症是多动综合征的简称,它是一种常见的儿童行为异常性疾患。多动症,是指以明显的注意力不集中、活动过多、行为冲动和学习困难为主要特征的一组综合征。

多动症一般在学前儿童3岁左右就会起病。在患多动症的学前儿童中,通常男学前儿童多于女学前儿童。

2. 学前儿童多动症的主要表现

(1) 活动过多、动个不停、不能静坐、常干扰别人的活动、活动无目标。

(2) 动作笨拙、精细动作的能力较差。

(3) 注意力不易集中、易转移、做事常常有始无终。

(4) 易发脾气、易兴奋激动、情绪易波动。

(5) 有冲动行为和攻击行为、行为易变、对小动物无辜残忍。

(6) 难于遵守集体活动的秩序和纪律等。

以上这些表现,并非每个多动症患者都具备,而且,其表现的程度也并非完全一样。

3. 学前儿童多动症的原因

学前儿童多动症产生的原因和机理很复杂,一般认为,它是由多种因素共同作用的结果,如遗传因素、脑损伤、代谢障碍、铅中毒以及不良的教育方式等。

4. 学前儿童多动症的矫正

多动症的症状可以随着年龄的增长逐渐消失,但是,由于学前儿童多动症患者所表现出来的行为,会影响到周围人对他们的态度,会引起成人对他们的不断干预,这些都将对他们心理的发展产生重要的影响,因此,应及早地进行矫治。

对于多动症的学前儿童,成人要对他们进行耐心的帮助和指导,多鼓励他们,多表扬他们,不断增强他们的自尊心和自信,帮助他们按照一定的规律生活,鼓励他们多参加小组和集体的活动,引导他们遵守一定的行为规范,加强其动作的练习。通过这些,可以对他们注意力和自我控制能力的发展起到一定的促进作用。同时,还可以配合使用其他的治疗方法,如行为治疗等。

(八) 攻击性行为

1. 攻击性行为的概念

攻击性行为,是指有意想伤害他人身体或心理的行为。

2. 学前儿童攻击性行为的表现

当受到挫折时,学前儿童采取打人、踢人、咬人、扔东西、夺取别人东西等类似的方式,来发泄自己紧张的情绪,以引起与别人的对立和争斗。学前儿童的攻击性行为多见于男学前儿童。

3. 学前儿童攻击性行为产生的主要原因

(1) 家庭教育不当

如家长对学前儿童过分溺爱,造成学前儿童任性、霸道。家长怕学前儿童吃亏,告诉学前儿童"别人要是打你,你就打他",这种错误的引导会使学前儿童从"以牙还牙"逐渐发展到欺负弱小。家长经常用惩罚的方式对待学前儿童,为学前儿童起到了不良的示范作用。

（2）疏泄情绪、保护自己

当学前儿童受到挫折时，由于缺乏自我调节的能力或社会交往的经验，为了解除心理的紧张或维护自己的自尊，便采取攻击他人的行为来疏泄自己的情绪或保护自己。

（3）模仿

学前儿童具有好模仿的特点，如果在他生活的环境中经常有攻击性行为出现，或所看的电视中常有暴力行为镜头，他就会去模仿、学习。

4. 学前儿童攻击性行为的矫治

对于学前儿童的攻击性行为，成人应尽早给予矫正，否则，会使学前儿童出现社会适应性的困难，更会影响到学前儿童道德行为的发展。为此，家长应该改变家庭教育的方式，对学前儿童进行正确的引导和教育，不能简单和粗暴地对待学前儿童，应为学前儿童提供一个温暖、宁静、祥和的生活环境。托幼园所也应该调整好班级中的人际关系，帮助学前儿童学习如何与他人相处，如何调节自己的情绪，如何对待挫折等。对于攻击性行为较严重的学前儿童，可以采取相应的心理治疗。成人对学前儿童攻击性行为进行矫正和教育的过程，其实质就是帮助和促使学前儿童社会化的过程。

（九）吮吸手指

1. 吮吸手指的概念

吮吸手指，是指将手指放入口中进行吮吸的习惯性行为。

对于较小的婴儿来说，吮吸手指是一种常见的行为，也属正常现象；随着婴儿年龄的增长，到了两岁以后，这一行为会逐渐地自行消失。但如果在学前儿童期仍保留着吮吸手指的习惯，则应该视为一种心理问题。

2. 吮吸手指的不利影响

吮吸手指会给学前儿童带来许多不利的影响，如会引起同伴的嘲笑，致使学前儿童产生胆怯、紧张、自卑等；会将手指上的细菌、病毒、寄生虫等通过口腔带入体内，引起肠炎、肠道寄生虫病等；会使手指肿胀、脱皮、发炎甚至变形等；会引起下颌部发育不良，导致牙齿排列不整，影响面部的美观。

3. 引起学前儿童吮吸手指的主要原因

（1）喂养方式不当。婴儿期由于种种原因，在对婴儿进行喂养的过程中，没有能满足婴儿吮吸的需要和欲望，致使婴儿以吮吸手指的方式来抑制饥饿或满足吮吸的需要，以后逐渐形成了习惯。

（2）由于缺乏环境刺激，或缺乏成人的爱抚和关心，尤其是缺乏母爱，很容易导致学前儿童从小就以吮吸手指来自我娱乐或自我安慰。

（3）心理处于紧张状态。常处于父母争吵、家长的态度过于严厉等不良环境下成长起来的学前儿童，当他的心理处于紧张状态的时候，也会不自觉地表现出吮吸手指的行为。

4. 学前儿童吮吸手指的预防与矫治

改变不正确的喂养方式，不要让婴幼儿感到饥饿，从小培养学前儿童良好的生活习惯和卫生习惯。多给予学前儿童关心以及爱的满足，尤其是母爱，使学前儿童在心理上能获得安全感和满足感。给予学前儿童丰富的环境刺激，将学前儿童的注意力吸引到各种活动中去，分散和淡化学前儿童对吮吸手指的注意和依恋。不要嘲笑学前儿童，更不要恐吓学前儿童或强行制止学前儿童吮吸手指的行为，以免引起学前儿童心理上的紧张，使学前儿童产生逆反心理或自卑感等。

（十）咬指甲

1. 咬指甲的概念

咬指甲，是指经常控制不住地表现出用牙齿去咬手指甲的行为。

2. 学前儿童咬指甲的表现

学前儿童咬指甲这一行为多发生在3岁以上。咬指甲表现较严重的学前儿童，会将十个手指的指甲都咬得很短，有的甚至会把指甲上的甲床咬出血来。还有的学前儿童不仅咬手指甲，而且，还咬手指上的各个小关节、衣服袖子或其他物品。

3. 学前儿童咬指甲的原因

学前儿童咬指甲的行为，主要是与学前儿童紧张的心理状态有关，其行为多半发生在学前儿童情绪紧张、焦虑不安的时候，如受到成人批评、训斥等，这是学前儿童内心处于紧张状态的一种表现。学前儿童咬指甲的行为一旦形成了习惯，即使不处于紧张状态，他也会经常地表现出这一行为，有的人甚至终生难改。

4. 学前儿童咬指甲的预防与矫治

消除引起学前儿童心理紧张的各种因素，帮助学前儿童调节自己的心理状态。成人通过多关心学前儿童，多引导学前儿童参加各种游戏活动，使学前儿童能摆脱紧张情绪，轻松而又愉快地生活和活动。培养学前儿童良好的卫生习惯，如勤剪指甲等。对于咬指甲较严重的学前儿童，可以采取行为治疗的方法。

（十一）习惯性阴部摩擦

1. 习惯性阴部摩擦的概念

习惯性阴部摩擦，是指用手抚弄自己的性器官，或用其他的方式摩擦阴部的习惯性行为。学前儿童习惯性阴部摩擦这种行为，最早可以发生在1岁左右，通常男学前儿童比女学前儿童多。

2. 学前儿童习惯性阴部摩擦的表现

这种行为主要发生在学前儿童入睡之前或刚醒来之时,有时,学前儿童也会不分场合地进行。除了抚弄自己的性器官以外,有的学前儿童还喜欢将两条腿摆放成交叉状,然后两腿上下进行摩擦;或者是骑坐在某一物体上,通过活动身体,以使阴部能受到摩擦。学前儿童在抚弄或摩擦自己的性器官时,常常会伴有面红、眼神凝视、表情紧张等不自然的现象,有的还会出现气喘、出汗等生理性反应。学前儿童的这种行为很少伴有性幻想,只是一种单纯性的抚弄或摩擦性器官的行为。

学前儿童偶尔抚摸或玩弄自己的性器官,这在其生长发育的过程中属于正常现象,成人不必大惊小怪,但如果学前儿童经常去抚摸或玩弄性器官,则应该引起足够的重视。

3. 学前儿童习惯性阴部摩擦产生的主要原因

(1)躯体的局部不适。如由于外阴部位出现湿疹或患包茎蛲虫病等引起的阴部瘙痒,促使学前儿童用手去摩擦阴部,以达到止痒的目的,经常这样便形成了习惯。

(2)由于偶尔抚弄性器官后感到舒服,或是觉得性器官很好玩,于是就经常抚弄,逐渐形成习惯。

(3)心理紧张。由于学前儿童精神紧张、情绪不安,便以抚弄自己的性器官来作为安慰自己、消除紧张情绪的一种方式。

4. 学前儿童习惯性阴部摩擦的预防与矫治

帮助学前儿童形成良好的生活、卫生习惯,经常给学前儿童清洗外阴,保持外阴部位的清洁和干燥,这样,也能及时观察到学前儿童的外阴部位是否有异常或疾病,如果有,应该及时地加以治疗。帮助学前儿童养成上床后就入睡、醒来后就起床的良好习惯,不要让学前儿童躺在床上自由地玩。给学前儿童穿的裤子不要过紧过小,以免引起学前儿童的不适感觉。学前儿童在睡觉时,可以让学前儿童穿上较长的上衣,使学前儿童不能用手直接触及性器官。

学前儿童抚弄性器官本属无知,成人不要对其进行训斥或责骂,否则,不但不会使学前儿童减少这种行为的次数,反而会使学前儿童对这种行为产生罪恶感或神秘感、好奇感,其结果反而会强化学前儿童的这种行为。成人应该表现出对学前儿童的这种行为不太关注,同时,以转移学前儿童注意力的方式,来使学前儿童放弃这种行为,如跟学前儿童说话、给学前儿童玩具玩、吸引学前儿童去参加其他的活动等。

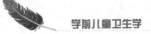

三、学前儿童常见的心理疾病

(一) 儿童恐怖症

1. 临床表现

儿童对于一些没有危险或基本没有危险的东西也感到害怕,而且这种害怕十分突出,儿童由于强烈的恐怖而出现回避、退缩行为,有时伴有心跳加快、心慌、出汗、脸色发白、尿频,甚至出现瞳孔散大这类植物神经症状,这就是儿童恐怖症。儿童恐怖症多见于女孩。

根据儿童行为的发展规律,在一定时期内对某些动物或者雷电等情景会有一些恐怖的反应,但不会因此而产生持续的情感障碍。如果有些儿童一直反复出现这类恐怖,而且反应剧烈,并有腹痛、恶心、呕吐、大小便次数增加等症状,这就属于一种病态的情绪,久而久之,会造成儿童社会适应不良,并且有相应的生理改变。

2. 类型

(1) 常态恐怖

恐怖感是个体面临某种危险刺激或意识到危险将要发生时产生的一种强烈的紧张不安的情绪反映。它往往伴随有一些生理上的不适表现:例如心跳加速、呼吸短促或停顿、血压升高、脸色苍白、嘴唇颤抖、四肢无力、出冷汗、产生逃避行为等。正常的恐怖往往是一种本能的反应,动物也会有恐怖。因此在一般情况下,儿童出现恐怖感不奇怪。相反,如果儿童对任何事物都无恐怖感,这倒是真正的严重问题,因为在出现了真正的、可能伤及生命的危险时,没有恐怖感的儿童将不知道如何逃离危险。

(2) 特质恐怖

如果在没有明显的恐怖性刺激出现的情况下却出现了严重而持久的恐怖,或在正常儿童不再对某事物产生恐怖的年龄却仍然表现出对该事物的严重恐怖,这样的恐怖就不再是正常的恐怖了,而是一种病态的、适应不良的恐怖病。这种不正常的恐怖在严重时甚至发展成为恐怖症。

恐怖感作为对危险刺激的警报,往往是个体对周围环境(特别是危害性环境刺激)的必要的反应,它能使个体及时感到危险,及时脱离危险而获得安全,因而是正常的、健康的。一般地说,儿童生长发育过程中所出现的恐怖,为时短暂,会随年龄变化而变化,且不甚严重,很少对儿童的心理发展和行为表现产生严重的影响,因此属正常的恐怖,家长不必过分担心。

但是不正常的恐怖感,特别是其中的恐怖症,对儿童的心理健康的危害是相当大的。它常使儿童感到不安全、成天生活在幻想的紧张与恐怖的气氛中,使儿童不能正常地生活。

3. 防治

（1）家庭防治

治疗着眼点不仅是患儿本人而是整个家庭,因为发生在患儿身上的任何症状都不是孤立的问题,患儿只是家庭成员中的一员,患儿的言行不仅影响家庭成员,其本人也受到家庭各成员的影响。因此,在治疗时就不能只着眼于患儿本人,而要了解患儿行为、情绪问题发生时的整个背景情况及与患儿间的相互影响。例如,有洁癖的母亲,就会要求其子女过分地讲究卫生,其母怕脏,怕传染病等行为方式就直接影响她的子女,可能直接增加患儿的恐怖心态,为此,要改变患儿的行为也要同时治疗改变患儿母亲的行为。

① 帮助孩子分清现实的危险刺激与想象中的危险刺激。

② 训练孩子的适应能力和应变能力。

③ 家长在孩子面前要始终保持冷静,不要神经质似的大惊小怪。

④ 不要向孩子讲恐怖故事、恐怖事件（如鬼、怪、妖、魔等）,也要尽量不让孩子看恐怖片。

⑤ 教孩子学会自我对话,通过自我暗示克服恐怖心理。

⑥ 不要采用恐吓、威胁的方式教育孩子。

（2）心理治疗

① 支持疗法:是心理治疗中最常用的最早开始采用的方法,主要通过对患儿的解释、安慰、鼓励、指导、疏通感情、调整环境等处理以达到治疗目的。

② 行为疗法（系统脱敏法、满灌疗法、阳性强化法等）:这是一种十分科学有效的方法。本疗法认为,每个人的行为是外在环境对个体的作用,是经学习而获得的,那么,也可以通过重新学习来改变。行为治疗方法很多,在恐怖症中运用系统性脱敏治疗较多,它是一种逐渐地去掉不良条件性情绪反应的技术,如对一位害怕老鼠的儿童,在他吃着最好吃的东西的同时给他远远地看老鼠,重复数次,并且以后逐次移近看老鼠的距离,一直到他不害怕。

③ 认知领悟疗法:是通过解释使求治者改变认识,得到领悟而使症状得以减轻或消失,从而达到治病目的的一种心理治疗方法,由中国心理治疗专家钟友彬先生首创,是依据心理动力学疗法的原理与中国实情及人们的生活习惯相结合而设计的。心理动力学疗法源于心理分析,认知领悟疗法的适应症是强迫症、恐怖症和某些的性变态等。

(二) 强迫症

强迫症,又叫作强迫性神经症,是一类以自我强迫为突出症状的神经症。在儿童期,强迫行为多于强迫观念,年龄越小这种倾向越明显,患儿智力大多正常。

1. 症状

所谓儿童的自我强迫,应具有以下特征:

(1) 症状是属于患儿自我的,而并非外力所致;

(2) 违反患儿的意志,反复呈现,不能自我控制;

(3) 患儿力图摆脱和抗拒强迫的内容;

(4) 症状强迫性地出现与对抗的内心冲动(反强迫)过程导致患儿的焦虑和苦恼;

(5) 对症状具有批判力;患儿自己能感觉到它的不合理或毫无意义。

2. 诱发原因

导致儿童强迫症的原因尚未完全确定,目前认为主要有以下一些因素:

(1) 生理因素。患儿的外伤、严重的躯体疾病等都是诱发本症的生理因素。

(2) 心理因素。患儿在生活中碰到重大变故,如父母离异、亲人丧亡等精神刺激,引起恐惧,使儿童忧心忡忡、胆战心惊,这是强迫症的主要诱发因素。

(3) 性格的影响。这类儿童的性格大多内向,胆小拘谨,待人特别有礼貌,优柔寡断,行动较古板。

(4) 家庭的影响。父母性格内向又胆小怕事,过分谨慎和拘谨,缺乏自信心,遇事迟疑不决,事后反复检查,过于克制自己,呆板,缺乏兴趣爱好等不良性格特征。父母对孩子过于苛求,如对清洁卫生过分要求,对生活刻板规矩等,可能是诱发本症的原因。

3. 矫正

对于儿童强迫症还没有很理想的治疗方法,目前常采用系统脱敏法、暴露疗法等行为治疗方法来治疗强迫症。从小注意对儿童良好的性格的培养,不要向儿童提出各种过于刻板的要求,为儿童创设较为宽松和融洽的生活气氛,这对于预防儿童强迫症能起到积极的作用。治疗中应注意以下几点:

(1) 树立信心

对于有强迫症的儿童,家长要帮助他们自觉认识和克服自己的性格弱点,指导孩子处理问题要当机立断,帮助他们出主意、想办法,克服遇事犹豫不决的弱点。让孩子了解人的一生中必然要遇到各种各样的事情,不可能对每一件事情都处理得那么合适与周全,出现一些不完美是在所难免的。鼓励孩子对自己要有正确的评价,应该看到自己的力量,树立战胜疾病的信心,多方创造条件,让孩子获得成功,帮助孩子提高自信心。还要注意丰富孩子的业余生活,分散孩子的注意力,以减少他们不必要的疑虑。

（2）意念训练

儿童出现不可克制的强迫现象时,家长要帮助儿童用意念努力对抗强迫现象,使紧张恐怖的心情放松,并告诉儿童这种行为没有任何意义,并分散儿童的注意力。当然,做到这点是非常不容易的,要有毅力,经过反复训练,多数儿童的强迫现象才会逐步消失。

（3）行为疗法

在对于强迫症的认识上,行为治疗分为两个基本的流派。第一种观点认为具有强迫症的人是借助于各种行为和仪式动作来缓解焦虑,称为"驱力降低模型"。依照这个模型,治疗者主要集中于通过激发可以减少焦虑的情境来消除不适当行为与仪式动作。第二种观点是基于操作模型而建立的,强调对强迫行为的后果进行调节,因此在这个模型中大量运用惩罚和示范学习。对单纯用意念不能对抗的强迫现象,可以采用"行为对抗法"帮助矫正。

对抗疗法基本上是一种操作性条件反射过程,把对抗刺激与强迫行为反复多次结合,形成一种新的条件反射,使之与原来的强迫行为相对抗,消除原有的错误行为。

如一种具体做法是:吩咐儿童右手腕上套进用皮筋组成的橡皮圈,一旦出现不可克制的强迫现象时,如反复计数、反复检查等,立即拉弹右手腕上的橡皮圈,以对抗强迫现象。橡皮圈的拉弹力量以手腕皮肤稍有疼痛感为宜,同时计数拉弹次数及强迫现象持续的时间。刚开始时需要拉 20~30 次,才能对抗强迫现象。经过一段时间的反复训练,当拉弹橡皮圈 3~5 次能对抗强迫现象的时候,橡皮圈就可以脱掉,以后再出现强迫现象,就立即能想到手腕上橡皮圈的对抗力量,用自己的意念就能消退强迫欲念。

（4）培养爱好

家长要鼓励强迫症的患儿多参加集体活动,多与外界接触,培养孩子多方面的兴趣爱好,如唱歌、跳舞、听音乐、打球、跑步等,以建立新的大脑兴奋灶去抑制强迫症状的兴奋灶,转移对强迫症状的高度注意力,这样可大大促进病情的好转。

（5）纠正父母不良性格

如果强迫症患儿的父母有性格偏异如特别爱清洁、过分谨慎、过于刻板、优柔寡断、迟疑不决等,要予以纠正,否则会影响患儿强迫症状的康复,并且不利于孩子的心理发展,这一点甚为重要。

（6）药物治疗

严重的强迫症患儿，由于强迫症状影响了上课学习和日常生活，因此必须进行药物治疗。

临床实践表明，使用氯丙咪嗪结合其他药物，对于强迫观念为主的强迫症，疗效比较满意，但必须在医师的指导下，由小剂量开始使用，且需要连续较长时间的药物治疗，才可控制强迫症状。

（三）儿童孤独症

1. 症状

儿童孤独症是一种发生在儿童早期的全面性的精神发育障碍性疾病，主要有以下表现：

（1）社会交往障碍，孤独离群，不会与人建立正常的联系。

（2）兴趣狭窄，行为刻板重复，强烈要求环境保持不变。

（3）言语障碍十分突出。

（4）智力和认知障碍，大多智力发育落后及不均衡。

2. 原因

孤独症不是由于父母的养育态度所造成，它的成因目前医学上并无定论，很可能是多方面因素造成脑部不同地方的伤害。至于可能造成孤独症的因素，有下列几项：

（1）遗传的因素

在 20% 的孤独症患者中，他们的家族可找到智能不足、语言发展迟滞和类似孤独症的表现。此外，孤独症男孩中约 10% 有 X 染色体脆弱症。

（2）怀孕期间的病毒感染

妇女怀孕期间可能因德国麻疹或有流行性感冒等病毒感染，使胎儿的脑部发育受损而导致孤独症。

（3）新陈代谢疾病

如苯酮尿症等先天的新陈代谢障碍造成脑细胞的功能失调和障碍，会影响脑神经讯息传送的功能，而造成孤独症。

（4）脑伤

在怀孕期间窘迫性流产等因素而造成大脑发育不全，生产过程中早产、难产、新生儿脑伤，以及婴儿期因感染脑炎、脑膜炎等疾病造成脑部伤害等，都可能增加患孤独症的机会。

3. 疗法

（1）音乐疗法

音乐治疗是利用音乐达到治疗的目标,包括重建、维持及促进心理和生理的健康。音乐治疗师针对个人的特殊情况设计音乐治疗计划,利用各类音乐活动,配合心理学的运用来帮助需要者。音乐治疗在国外是隶属辅助医疗措施。

（2）行为疗法

行为疗法主要用操纵性条件处理法,即患儿出现一个好的行为时给以奖励,以使该行为得到强化;对那些无意义、不合适的动作行为给以"惩罚",使之消退。不断地进行强化是该行为疗法成败的主要关键。行为疗法已在特殊教育中得到了广泛应用。

（3）感觉统合训练

从临床观察发现,很多孤独症儿童的眼球移动不平顺、眼手协调不好、身体形象不良、视听动作不一致以及好动、分心等脑的低层次功能性失常,因此推定最可能的主要病因部位是在脑干部上端。通常孤独症病变开始的年纪是 1～3 岁之间,这时期脑神经的重要功能是由脑干部所控制,而大脑皮质精细功能尚未大力发挥作用。这显示脑干部上端功能的紊乱和协调不良,是孤独症最可能的原始病因。

（4）家庭疗法

孤独症儿童在学习新的事物时,如果用不一致的方法教,孩子容易产生不适应行为,效果也打了折扣,因此为建立一个适合孩子的学习环境,应给孩子进行家庭辅助。

（5）药物疗法

如果孤独症患者有相关的疾病需要用药物治疗,必须遵医嘱。如果孩子有情绪不稳,注意时间太短或活动量过大的行为而影响学习时,也可以考虑请医生使用药物。

复习与思考

1. 什么是心理健康?

2. 学前儿童心理健康的重要性有哪些?

3. 学前儿童心理健康的标志有哪些?

4. 维护和促进学前儿童心理健康应采取哪些措施?

5. 学前儿童中较为常见的问题行为有哪些?

6. 如何有效预防与应对学前儿童的睡眠障碍?

7. 婴幼儿孤独症主要有哪些心理障碍?

第五章　学前儿童的营养卫生

营养是指人们摄取食物,进行消化、吸收和利用的整个过程。它能满足人体生命活动所需的能量,提供细胞组织生长发育与修复的材料并维持机体正常的生理功能。营养素是指食物中对机体有生理功效且为机体正常代谢所需的成分。营养素来自于食物,但任何一种食物不可能包含所有的营养素,一种营养素也不可能具备所有的营养功能。因此,人体需要从多种食物中获取足够而又平衡的营养素与能量来维持生命活动。人体对营养素的需要量依年龄、性别、体重、生长发育程度及健康状况而异,同时也受环境的影响。

第一节　学前儿童需要的主要营养素

一、学前儿童的膳食与营养

合理的营养与膳食是学前儿童健康成长的重要条件。托幼园所应提供符合学前儿童生理需要的、适合学前儿童口味与爱好的、营养丰富和平衡的膳食。

6岁前是学前儿童身心发育最为迅速的时期。此时学前儿童生长发育迅速、新陈代谢旺盛,因而,每天必须从膳食中摄取足够的营养物质,才能满足机体生长发育和活动的需要。如果学前儿童获取的营养物质缺乏,会阻碍学前儿童身体的发展,出现体重过低、抵抗力下降、生长发育停滞等现象,甚至会影响其智力的发展。因此,托幼机构必须了解学前儿童的营养需要,为学前儿童提供科学、合理的膳食,以促进学前儿童的正常生长发育和健康。

二、营养素概述

营养素,是指维持和促进人体生长发育和健康所需要的各种食物所包含的营养成分,主要包括蛋白质、碳水化合物、脂肪、无机盐、维生素、水六大营养素。这些营养素对人体的作用主要体现在三个方面:

(1) 供给人体热能,以维持体温以及人体正常的生理功能,保证人从事各种活动所需的能量。

(2) 构成和更新人体细胞组织,促进生长发育,帮助人体合成激素、抗体等重要物质。

(3) 调节人体生理机能,使机体各组织器官正常协调地运转。

学前儿童对营养和热能的需要,从种类上看,六大营养素缺一不可;从数量上看,必须达到机体对营养素的需要量。

营养素的需要量是维持机体正常功能所需要的最低数量。低于这个指标,将不能保持机体健康,不能维持机体的正常活动。

营养素的供给量是指通过膳食对机体提供的各种营养素的数量,它是根据机体对营养素的需要量而确定的。供应量应大于需要量。

三、六大营养素的主要功能及来源

(一) 蛋白质

1. 蛋白质的主要生理功能

(1) 构成和修补组织。全身每个细胞都由蛋白质组成,蛋白质是构成人体细胞组织的材料。而且,人体每天都有一定的蛋白质被分解、排出体外,因而需要摄取相应的蛋白质,用以弥补旧组织的消耗。

(2) 调节生理功能。蛋白质是人体内各种酶、激素和体内许多重要物质的基本原料。

(3) 提供机体的抵抗力。抗体是由蛋白质组成的,蛋白质是机体产生抵抗力必需的营养素。

(4) 提供热能。蛋白质可以提供热能,1 g 的蛋白质可产生 4 kcal 的热量,但如果用蛋白质作为人体热能的主要来源则是不经济的。

学前儿童期若蛋白质摄取不足,可导致学前儿童身体发育迟缓、体重减轻、抵抗力下降,甚至会妨碍学前儿童智力的发展。

2. 蛋白质的组成及其营养价值

蛋白质是由氨基酸组成的,迄今为止,被人类发现的氨基酸有 20 余种。在

20余种氨基酸中绝大多数是可以在人体内合成的,但也有一部分是人体不能合成的,只能从食物中获得。我们把人体内不能合成、只能靠食物供给的氨基酸称为必需氨基酸。必需氨基酸主要有8种,它们是:亮氨酸、异亮氨酸、赖氨酸、蛋氨酸、苯丙氨酸、苏氨酸、色氨酸、缬氨酸。对学前儿童来说,必需氨基酸除了包括上述8种外,还应包括组氨酸。

任何一种食物其蛋白质的营养价值都是不一样的,有的营养价值较高,有的营养价值则较低。当某种食物中的蛋白质所含的必需氨基酸种类较齐全,相互搭配比例较适当,符合人体的需要,且容易被人体吸收,则此种食物蛋白质的营养价值较高。相反,若组成某种食物蛋白质的必需氨基酸种类不齐全,搭配比例不适当,则该食物的营养价值较低。一般来说,动物性食物的蛋白质所含的必需氨基酸种类较齐全,构成比例适当,与人体蛋白质的组成相似,容易被人体吸收,因而其营养价值较高。而植物性食物的蛋白质所含必需氨基酸种类不够齐全,构成比例不太合适人体,故营养价值较低。但大豆及其制品除外,其蛋白质的营养价值接近肉类,营养价值也较高。我们通常把动物性蛋白质和大豆蛋白质称为优质蛋白质。

我国居民的主食是谷类食物,而谷类所含的必需氨基酸不够齐全,营养价值较低。例如小麦中缺乏赖氨酸,大米中缺乏赖氨酸和异亮氨酸;而豆类中富含赖氨酸和蛋氨酸,但缺乏苯丙氨酸。因而,若把谷类和豆类混合食用,豆类中的氨基酸正好补充谷类中的不足,两者取长补短、相互补充,可以使混合物蛋白质的营养价值提高,这在营养学上被称为蛋白质的互补作用。类似的运用还有很多,如豆饭、豆粥、豆沙包、腊八粥等,这些都是将多种植物性食物混合使用提高营养价值的例子。此外,植物性食物与动物性食物混合使用同样能起到这一作用,如菜肉馅儿包子和饺子等。因此,学前儿童膳食应多样化,种类要丰富,做到粗细粮结合、荤素菜搭配,以便使食物的营养成分相互补充,提高它们的营养价值。

3. 蛋白质的主要来源和供给量

含蛋白质较为丰富的食物有动物性食物,如奶类、鱼虾水产类、蛋类、瘦肉、动物内脏等,以及豆类及其制品等植物性食物。

学前儿童由蛋白质所供给的热能占每日总热量的8%~15%。为了满足机体生长的需要,摄取的蛋白质最好有一半是动物性蛋白和豆类蛋白。

表 5-1　中国营养学会推荐的婴幼儿每日膳食蛋白质的供应量　　　　单位:克

	0 岁	1 岁~	2 岁~	3 岁~	4 岁~	5 岁~	6 岁~	7~8 岁
男	2~4/公斤体重	25	25	30	30	30	35	40
女		25	25	30	30	30	35	40

(二)碳水化合物

碳水化合物又称糖类。糖类的内容十分广泛,有甜的也有不甜的。严格地说,糖类包括 3 种:单糖、双糖和多糖。单糖可以直接透过肠壁进入血液,如葡萄糖;双糖有乳糖、蔗糖、麦芽糖;多糖有淀粉、纤维素等。

1. 碳水化合物的主要生理功能

碳水化合物最重要的生理功能是供热。1 g 的碳水化合物可以产生约 4 kcal 的热量。它是一切内脏器官、大脑神经组织、四肢肌肉等发育和活动的强大动力,因其供热多、吸收利用快、不油腻又很经济,在三大供热营养素中独领风骚。在学前儿童的膳食中,碳水化合物供热应占总热量的 50% 以上。此外,碳水化合物还有构成身体组织、保护肝脏、节约蛋白质等功能。

碳水化合物中还有一种物质纤维素,虽然不能被消化吸收,供热极少,但却是人体不可缺少的营养物质。它能刺激胃肠的蠕动,增加食物残渣的体积,将食物残渣中有害的物质包裹起来,缩短粪便在肠道停留的时间,有利于排便。但纤维素也有它的不足,若摄入过多,则会影响人体对其他营养素的吸收,故每日纤维素的摄入量应适宜。幼儿不宜吃粗纤维,每天可以从蔬菜、水果、谷薯类中摄取适量的柔软的纤维素,如吃较嫩的蔬菜、水果去皮再吃或将食物煮熟再吃等。

2. 碳水化合物的主要来源和供给量

碳水化合物主要来源于谷类(如大米、白面、玉米、高粱)、干豆类、根茎类(如红薯、马铃薯、芋头)食物以及蔗糖、蜂蜜等。1~7 岁儿童总碳水化合物平均需要量每天 120 克。

学前儿童碳水化合物的摄取量应适当,若摄取过多,则大量的葡萄糖会转化成为脂肪堆积在体内,导致肥胖症;若摄取不足,则体内蛋白质消耗增加,体重减轻,易导致营养不良。若以三大供能营养素供给热能的比例考虑,按合理的膳食能量分配原则,儿童碳水化合物的热能应占总热能的 55%~60% 为宜。

(三)脂肪

1. 脂肪的主要生理功能

(1)脂肪是人体热能的重要来源之一。1 g 脂肪能提供 9 kcal 的热量,是蛋白质和碳水化合物供热的 2 倍。脂肪是人体贮存热能的仓库,人体从食物中摄取的大部分葡萄糖及脂肪,除消耗外,大多以体脂的方式储存于体内;当人体需要热能时,便会动用储存的体脂,以保护体内的蛋白质。

(2) 脂肪是构成人体细胞和组织的重要成分。

(3) 脏器周围的脂肪,能减少运动造成的摩擦,起着固定、保护内脏的作用。皮下脂肪还能减少体热散失,保持体温。

(4) 脂肪中的必需脂肪酸具有维持人体正常生理机能的作用。脂肪在人体内可分解为脂肪酸,脂肪酸分为饱和脂肪酸与不饱和脂肪酸。动物油脂主要含饱和脂肪酸,如牛油、猪油、羊油、鸡鸭油等,但营养价值较低,常吃可使血胆固醇增高,加快动脉硬化,不利于人体健康。植物油脂主要含有不饱和脂肪酸,不饱和脂肪酸营养价值较高,对人体十分有益。不饱和脂肪酸是人体不能合成的,必须由食物提供,我们称之为必需脂肪酸。必需脂肪酸在人们膳食中不可缺少,对皮肤和微血管有保护作用,可降低血液胆固醇,减少血小板的黏附性,对学前儿童的生长发育,尤其是中枢神经系统的发育十分重要。

(5) 脂肪可促进脂溶性维生素 A、维生素 D、维生素 E、维生素 K 的吸收。

2. 脂肪的主要来源

人体所需的脂肪应以植物性油脂为主,如葵花籽油、豆油、花生油、玉米油、芝麻油、菜籽油等。根据我国的膳食状况,一般认为幼儿每日膳食中脂肪供给的热量应占每日总热量的 $25\% \sim 30\%$。

学前儿童摄取脂肪应适量,若脂肪摄取不足,可使学前儿童体重下降,易发生脂溶性维生素缺乏症。若脂肪的摄入过多,超过机体的消耗,会在体内堆积,造成肥胖。因此,摄入适量的脂肪对学前儿童是十分重要的。

(四) 无机盐

无机盐又称矿物质,是构成人体的重要成分之一。无机盐的种类很多,在人体内含量较多的有钙、磷、钾、硫、钠、氯、镁等;还有人体含量较少的微量元素,它们是铁、锌、锰、铜、碘等。

无机盐的主要生理功能是构成人体组织,调节生理功能。

学前儿童需要的主要无机盐和微量元素有钙、铁、锌、碘等,下面分别介绍它们的主要生理功能及其来源。

1. 钙

钙是构成人体骨骼和牙齿的重要物质。若学前儿童钙的摄取不足,则会引起牙齿发育不良,易患龋齿,同时也会影响学前儿童骨骼的正常发育,患佝偻病。含钙较丰富的食物有奶类及其制品、豆类及其制品、小虾皮等海产品、硬果类等。

社会和家庭都应重视学前儿童补钙的问题,因为学前儿童生长发育旺盛,对钙的需要量较大,当供不应求时,就会引起缺钙;同时日常膳食中含钙丰富的食物少,吸收率低,而且这些食物还易在烹饪过程中,受到其他食物的干扰,如食物中的某些物质与钙混合,易形成不溶性的钙盐,阻碍钙的吸收。谷物中的植酸与钙形成植酸钙;菠菜、苋菜中的草酸与钙形成草酸钙;过量摄入脂肪,脂肪会将钙包裹起来,形成不被吸收的皂状物,这些都影响钙的吸收。另外,钙被人体吸收必须有维生素 D 的帮助,单纯补充钙是无济于事的。

因此,我们为学前儿童提供膳食时,应尽量避开影响钙吸收的物质,多吃含钙丰富的食物,同时还应多晒太阳,适量补充维生素 D,以便提高钙的吸收率,增进学前儿童骨骼的健康。0～6 个月,婴儿每日钙的适宜摄入量(AI)是 200 mg/d,1 岁～4 岁儿童钙的推荐摄入量(RNI)是 600 mg/d,4 岁～7 岁儿童为 800 mg/d。

2. 铁

铁是合成血红蛋白的重要原料,参与体内氧的运输和利用。如果饮食中缺乏铁,可使学前儿童患缺铁性贫血。含铁较丰富的食物主要有动物肝脏、动物血、瘦肉、蛋黄等动物性食物,以及豆类、绿叶蔬菜、有色水果(如山楂、草莓、大枣、葡萄、樱桃)、菌藻类等植物性食物。

婴儿出生后 3～4 个月时,其肝脏内储存的铁已消耗殆尽,此时应及时添加含铁丰富的食物,如蛋黄、鱼泥、肉泥等,供婴儿储备和利用。如果此时未及时补铁,就会出现缺铁性贫血。较大学前儿童的贫血主要是因为膳食中缺铁或不良的饮食习惯所致,如吃零食、偏食等。托幼园所和家庭应积极帮助学前儿童改变不良的饮食习惯,尽量提高膳食的质量,多为学前儿童提供动物肝脏、动物血、瘦肉、豆类等含铁丰富的食物,同时还应多提供含维生素 C 丰富的蔬菜和水果,以促进铁的吸收。新生儿到学龄前儿童每日铁的推荐摄入量(RNI)为 10 毫克。

3. 锌

锌是人体内一种极重要的微量元素,它可以组成人体许多种酶,并对酶起激活的作用,并能促进人体生长发育,维持上皮和黏膜组织的正常功能。当学前儿童体内锌缺乏时,可出现生长发育迟缓、体格矮小、性腺发育不良、创伤愈合慢、食欲不振、味觉与嗅觉减退等现象。动物性食物中含锌较为丰富,利用率较高,如肉类、动物肝脏、奶类及海产品等。植物性食物中的豆类含锌也较为丰富。1 岁～4 岁儿童每日锌的推荐摄入量为 3.5 毫克,4 岁～7 岁儿童为 4 毫克。

4. 碘

碘是合成甲状腺素的原料,可促进人体正常的新陈代谢,促进学前儿童生长发育。当学前儿童体内碘严重不足时,会出现碘缺乏症,致使学前儿童身体发育迟缓或停滞,智力低下。海产品中的海藻类含碘最为丰富,是碘的最佳来源,如海带、紫菜等。学前儿童应多吃海藻类产品,以有利于补碘。在日常生活中食用含碘的盐,也是补碘的一种重要途径。不应擅自服用碘剂或碘片,以防碘中毒。中国营养学会推荐的每日膳食中碘的供应量:初生至 6 个月婴儿为 85 μg,6 个月到 1 岁婴儿为 115 μg,1 岁至 7 岁儿童为 90 μg。

(五) 维生素

维生素是调节人体生理机能所必需的一种营养素,它能增强人体抵抗力,促进生长发育,参与机体新陈代谢,对人的健康至关重要。人体如果缺乏维生素,则会出现物质代谢的障碍,引起维生素的缺乏症。

维生素可分为两类:一类是脂溶性维生素,主要包括维生素 A、维生素 D、维生素 E、维生素 K;另一类是水溶性维生素,主要包括维生素 C、维生素 B1、维生素 B2 等。

1. 维生素 A

维生素 A 又名视黄醇。维生素 A 能维持人体正常视觉,如果缺乏,易患夜盲症。维生素 A 能保护上皮组织的健全。若维生素 A 缺乏,会出现上皮增生角化,毛囊角化,皮肤粗糙、干燥,容易脱屑,甚至指甲开裂,牙齿败坏,而且呼吸道、消化道、泌尿系统的黏膜容易受感染。学前儿童维生素 A 缺乏者,易患肺炎、气管炎等。维生素 A 能促进学前儿童的生长发育,维持学前儿童骨骼牙齿的健康。

维生素 A 是脂溶性维生素,主要来源于动物性食物,如动物的肝脏、蛋黄、乳类等。维生素 A 还有另外一个来源:胡萝卜素。胡萝卜素是维生素 A 的前身,它在人体肠道和肝脏内,转化为维生素 A,因而是维生素 A 的一个重要来源。胡萝卜素主要存在于深绿色、红黄色蔬菜和水果中,如杏、桃、红薯、胡萝卜、黄色玉米等。

学前儿童维生素 A 的摄取应注意以下两点:

其一,吃鱼肝油不可过量。鱼肝油中维生素 A 丰富,但如果过量服用,可引起维生素 A 中毒,故服用鱼肝油应遵医嘱。

其二,若学前儿童看电视、看书、绘画等时间过长,用眼过度,会消耗大量的维生素 A,因此,应适量补充维生素 A。一般采用食补的方法。

2. 维生素 D

维生素 D 可促进钙、磷的吸收,将钙和磷运送到骨骼内,使骨钙化,促进骨骼和牙齿的正常发育。维生素 D 对生长发育阶段的学前儿童极为重要,如果缺乏维生素 D,学前儿童易患佝偻病和低钙手足抽搐。

食物中所含的维生素 D 很少,只在乳类、肝脏、蛋类中少量存在。乳类中以母乳含维生素 D 略多,故应提倡母乳喂养。此外,维生素 D 还有一个重要的来源:晒太阳。晒太阳是获得维生素 D 最简便的方法,其原理是:阳光中的紫外线照射在皮肤上,可使皮肤上的 7-脱氢胆固醇转化为维生素 D,从而促进钙和磷的吸收。因此我们应提倡婴学前儿童多参加户外活动,多接受日光的照射。人工喂养的婴儿在晒太阳的同时应适量服用鱼肝油,以补充维生素 D,但不可过量,防止维生素 A 中毒。不应擅自为婴儿注射维生素 D 针剂,以防止中毒。

3. 维生素 B1

维生素 B1 参与糖的代谢,保证机体能量的供给,从而保持神经系统、肌肉、消化系统、循环系统的正常生理功能。如果维生素 B1 缺乏,易患脚气病;若乳母或婴儿的饮食中缺乏维生素 B1,也可患脚气病,严重时可危及学前儿童的心血管系统甚至危及生命。

含维生素 B1 较为丰富的食物有谷类、豆类、硬果类、动物内脏、蛋黄等。其中,谷类的谷壳、谷胚中含维生素 B1 较丰富,而精米、富强粉中含维生素 B1 较少,因此,应多吃粗加工的粮食,这样便可获得丰富的维生素 B1。

为学前儿童提供的膳食中,应多注意粗细粮的搭配,此外,还应注意食物中维生素 B1 的保护。维生素 B1 适宜在酸性环境中保存,在碱性环境中极易被破坏,因此,蒸饭、煮粥、做馒头时,最好不要放碱,尽可能地保存其中的维生素 B1。

4. 维生素 B2

维生素 B2 的主要功能是参与蛋白质、糖、脂肪的代谢。学前儿童如果缺乏维生素 B2,会出现口角裂开、发炎及患舌炎,并影响其视觉功能。

维生素 B2 广泛存在于各种食物中,如乳类、动物肝脏、肉类、鱼类、蛋类、绿叶蔬菜、豆类、粗粮等。

5. 维生素 C

维生素 C 的主要生理功能是促进细胞和细胞之间黏合物质的形成。人体如果缺乏维生素 C,易患坏血病,故维生素 C 又称抗坏血酸。维生素 C 还可促进铁的吸收,促使体内抗体的形成,提高机体的免疫力。

维生素 C 广泛存在于新鲜蔬菜、水果中,如绿叶蔬菜、胡萝卜、猕猴桃、草莓、枣、柑橘、山楂等。

维生素 C 适合在酸性环境中保存,碱性环境、高温烹调或长时间存放在干燥的空气中,都可使维生素 C 受到破坏。因此,买蔬菜应买新鲜菜,而且不宜长时间存放。烹调时,蔬菜应先洗后切,切完就炒,炒菜时间不宜过长,应急火快炒,蔬菜不宜久炖,菜汤不应舍弃。

(六) 水

1. 水的主要生理功能

水是构成人体组织的重要物质,人体肌肉、血浆、骨骼、牙齿、脊髓、关节、眼球等器官都含有丰富的水分。身体内的水还帮助人体进行一切生理活动和生物化学反应。

2. 学前儿童的需要量

学前儿童对水的需要量主要取决于学前儿童活动量的大小、外界的气温、食物的质与量等。通常气温越高,活动量越大,学前儿童出汗就会越多,对水的需要量就会增加,而摄入的蛋白质、无机盐较多,在排泄这些物质时需水较多,因此人体对水的需要量也会增大。

此外,学前儿童年龄不同对水的需要量也有所不同。1岁以内的婴儿每日每公斤体重应摄取 110~155 ml 的水,2~3 岁的学前儿童每天每公斤体重应摄取 100~150 ml 的水,4~6 岁的学前儿童每日每公斤体重应摄入 90~110 ml 的水。

学前儿童的饮水量应充足,尤其是大量出汗、腹泻、呕吐以后,可使机体丢失大量的水分,这时应及时补充水,以防脱水。

四、热能

蛋白质、脂肪、碳水化合物是三大供热营养素,它们是机体热能的来源。人体利用这些热能维持正常的生命活动、生长发育以及从事各种活动。具体说,人体获得的热能主要消耗于以下几个方面:

(1) 基础代谢。人体无论从事何种活动都需要消耗能量,即使是在安静状态下,人体各器官组织在完成其生理功能时,也需要能量。我们把人体处于安静、卧床、空腹、清醒、体温正常时,维持人体体温、心跳、呼吸、胃肠运动等方面需要的能量称为基础代谢。婴幼儿时期所需量约占总热量 50%~60%,1 岁以内约为 55 cal/(kg·d),6 岁约 44 cal/(kg·d),12~13 岁约需 30 cal/(kg·d),与成人接近。学前儿童基础代谢是成人的 2 倍。

(2) 食物的特殊动力作用,即消化吸收食物时需要一定的热能。

(3) 动作需要。人们从事各种强度不同的体力和脑力活动时需要消耗一定的热能,一般来说,动作强度大、持续时间长时,消耗热能较多,因此,活泼好动的学前儿童消耗热能通常多于较安静、不爱活动的学前儿童。

（4）生长发育所需。生长发育所需的热量与生长发育速度成正比,生长发育速度愈快所需热量愈多。出生后数月内约需 15~20 cal/(kg·d),1 岁时约需 15 cal/(kg·d),到青春期增高,此项所需热能约占总热量的 25%~30%。

（5）排泄的消耗。每日摄取的食物不能全部吸收,有一部分食物未经消化利用便排出体外。摄取混合食物的正常婴幼儿,约有 10% 的食物丢失在排泄物中。

由于学前儿童基础代谢较高,生长发育旺盛,活泼好动,对营养和热能的要求较高。1~3 岁的学前儿童每天需要 1 100~1 350 kcal 的热量,4~6 岁的学前儿童每天需要 1 350~1 700 kcal 的热量。

学前儿童对热能的需要量大,这就需要成人为学前儿童提供的食物中应含有较充足的热能。热能不足会消耗体内储存的蛋白质和脂肪,使学前儿童消瘦,抵抗力下降,影响学前儿童的生长发育。但如果热能过剩,则会引起学前儿童的肥胖。目前肥胖的学前儿童越来越多,这与他们热能摄取过剩而活动量过小有直接的关系。

第二节 学前儿童膳食的配制

一、学前儿童膳食配制的原则

（一）提供合理的、营养平衡的膳食

1. 膳食应多样化

不同的食物所含的营养成分不完全相同,依照食物的性质和所含营养素的类别,可以将食物大致分为五大类:谷类、肉蛋鱼类、豆类及其制品、蔬菜与水果类、热能性食品。

为了保证学前儿童的健康,促进学前儿童的生长发育,应让学前儿童摄取多种食物,以获得丰富的营养和充足的热能。学前儿童膳食应贯彻食物多样性的原则,主食与副食搭配,粗粮与细粮结合,荤食与素食结合,尽可能保证每天摄取五大类食物,以获得充足的营养。

2. 膳食的搭配要合理

在摄取多种多样食物的同时,还应注意到食物之间的搭配,做到平衡膳食。

例如,膳食中优质蛋白质最好占总蛋白质摄入量的 50％以上。

各种营养素供热占总热能的百分比是:蛋白质占总热能的 10％～15％,脂肪占总热能的 25％～35％,碳水化合物占总热能的 50％～60％。

三餐之间的搭配应遵循以下的原则:早餐高质量,中餐高质量、高热量,晚餐清淡易消化。从数量上看,学前儿童各餐热能的分配应为:早餐占全天热能的 25％～30％,午餐占 30％～40％,午点占 10％左右,晚餐占 25％～30％。

（二）烹制方法应适合学前儿童的年龄特点与喜好

烹调时在尽可能地保存各种食物营养素的同时,应做到细烂软嫩,便于学前儿童消化。同时,还应做到味美色香,花样多,以增进学前儿童的食欲。

（三）讲究饮食卫生

应保证提供给学前儿童的食物、膳食制作过程、餐具等均合乎卫生标准。例如膳食原料应选择新鲜的,需防止食物变质,不吃腐败的食物。厨房及其设备应保持清洁卫生,餐具应及时清洗消毒,工作人员应注意个人卫生等。

二、各年龄阶段学前儿童膳食的配制

（一）一岁以内婴儿的喂养

1. 母乳喂养

母乳是婴儿最理想的天然食品。母乳喂养好处很多,不仅在我国,世界各国都提倡母乳喂养。母乳中的营养成分含量和相互搭配比例都极适合婴儿,也易被婴儿消化吸收。母乳中含有多种抗体,可提高婴儿机体对疾病的抵抗力。母乳温度适宜,清洁卫生,食用方便而且经济。母乳喂养可以加深母子之间的感情,使婴儿能感受到母亲的关怀和爱抚,从而获得安全感和满足感,有利于婴儿心理的健康发展。

母乳喂养的三个基本原则如下:

（1）树立喂奶信心。孕妇分娩前应掌握有关母乳喂养的知识,懂得母乳喂养的重要性及方法,树立用自己的乳汁喂哺婴儿的坚定信念。这种思想准备会刺激大脑皮层,对分娩后的泌乳大有益处。

（2）早开奶。新生儿出生后第一次吮吸母亲的乳头叫开奶,这时分泌的乳汁叫初乳,初乳是黄色的,含有丰富的蛋白质和抗体,既容易消化吸收,又抗感染,是新生儿出生后头几天的营养佳品。目前,世界各国都主张尽早开奶,一般在出生后半小时即可将新生儿抱在母亲的怀中,进行皮肤接触,继而让新生儿吮吸母亲的乳头,即可吃到少量初乳。有的母亲奶量极少或根本没有奶,也应让新生儿吮吸,这样可以促进乳腺的分泌,使母亲早下奶、多下奶。早开奶使新生儿在环境骤变、抵抗力极差的情况下，及早喝到营养价值极高的初乳，有利于新生儿的健康。

（3）按需喂哺。在新生儿饥饿时应及时喂奶，不应定时喂奶。因为新生儿胃容量小，母乳分泌不足，而且新生儿每次吃进的奶量极少，所以，在新生儿饥饿时应及时喂奶，这既可满足新生儿的需要，解除饥饿感，也可促进母乳的分泌。随着乳汁分泌的增多，新生儿胃容积的增大，喂奶的时间间隔可以逐渐延长，喂哺的次数可逐渐规律化。

新生儿头几天吃奶时间较短，一般为 2～4 分钟，以后，每次增至 8～10 分钟，最长不超过 20 分钟。喂哺前，母亲应清洁双手和乳头。母亲喂奶的姿势可坐可卧，以母亲感到舒适为宜。喂奶时，应吸空一侧再吸另一侧，有利于乳汁的分泌。哺乳完毕，应将婴儿抱起，头放在母亲的肩头，轻拍婴儿后背，以便打嗝排气，防止溢奶。乳母应注意：合理营养、劳逸结合、心情愉快，这样有利于乳母健康和乳汁分泌。

2. 人工喂养

因母乳缺乏或其他原因不能以母乳喂养，可选用其他乳类、乳制品或豆制代乳粉等食物喂养，称为人工喂养。

进行人工喂养时需注意：应选择既富含营养，又易于消化的婴儿食品，一般以配方奶粉为好。乳儿的奶具应及时清洗消毒。两顿奶之间应喂适量的水。人工喂养的小儿，出生后应遵医嘱服用适量的鱼肝油，并坚持晒太阳。

3. 添加辅食

随着婴儿月龄的增加，对营养素的需要量也在逐步增多，母乳和各种代替品中的营养成分如铁、钙、维生素等已不能满足婴儿生长发育的需要，而且，婴儿消化系统功能也在不断地增强，胃容量在增大，牙齿逐渐开始萌出，这些都对食物的种类、性质提出了新的要求。为了保证供给婴儿足够的营养，提高婴儿的咀嚼和吞咽能力，使婴儿逐渐适应乳类以外的各种食物，应逐渐给婴儿添加半流食和固体食物。而且，保证婴儿逐步添加辅食，还有利于今后的断奶。

从 6 月龄开始，需要逐渐给婴儿补充一些非乳类食物，包括果汁、菜汁等液体食物，米粉、果泥、菜泥等泥糊状食物以及软饭、烂面、切成小块的水果、蔬菜等固体食物，这一类食物被称为辅助食品，简称为"辅食"。添加辅食的顺序为：首先添加谷类食物（如婴儿营养米粉），其次添加蔬菜汁（蔬菜泥）和水果汁（水果泥）、动物性食物（如蛋羹、鱼、禽、畜肉泥/松等）。建议动物性食物添加的顺序为：蛋黄泥、鱼泥（剔净骨和刺）、全蛋（如蒸蛋羹）、肉末。

辅食添加的原则是：每次添加一种新食物，由少到多、由稀到稠循序渐进；逐渐增加辅食种类,由泥糊状食物逐渐过渡到固体食物。建议从 6 月龄时开始添加泥糊状食物(如米糊、菜泥、果泥、蛋黄泥、鱼泥等),7 月龄～9 月龄时可由泥糊状食物逐渐过渡到可咀嚼的软固体食物(如烂面、碎菜、全蛋、肉末),10 月龄～12 月龄时,大多数婴儿可逐渐转为以进食固体食物为主的膳食。

总之,辅食的添加既要遵循以上的原则,同时也要考虑婴儿的个体差异,在观察的基础上,灵活地调整辅食的种类和数量,帮助婴儿顺利地渡过断奶阶段。

(二) 1～3 岁幼儿的膳食

这一时期的幼儿,生长发育十分旺盛,对营养的需求量大,牙齿逐渐出齐,咀嚼能力有所提高,胃的容积在逐渐增大,胃肠消化能力也在逐渐增强,已基本接受了成人的饮食。但与成人相比,无论是消化能力,还是对各种食物的适应能力都是较低的,因此需要为幼儿专门调配膳食。

为幼儿准备的食物,应做到碎、细、烂、软、嫩,以符合他们娇嫩的消化系统。此时期幼儿的主食如米饭、面条等应做得软些,馒头、包子、花卷、馄饨、饺子等应做得小些。在菜肴方面,为幼儿准备的鱼、鸡、鸭等带骨、带刺的食物,应先脱骨去刺或剁成馅做丸子,带馅食品或做成肉末烹制,蔬菜应切成碎末状。2 岁后小儿食用的肉和蔬菜可切成小丁、小块或细丝状。幼儿的食物都不应带有辛辣味。

幼儿膳食的烹制应做到色鲜味美,不宜使用色素。在外形上,主食可做成幼儿喜爱的小动物的形象,如金鱼卷、刺猬包、蝴蝶卷等,这可大大提高学前儿童的食欲。

幼儿食物的选择应依据营养全面丰富、易消化的原则,应充分考虑满足能量需要,增加优质蛋白质的摄入,以保证幼儿生长发育的需要;增加铁质的供应,以避免铁缺乏和缺铁性贫血的发生。鱼类脂肪有利于儿童的神经系统发育,可适当多选用鱼虾类食物,尤其是海鱼类。对于 1 岁～3 岁幼儿,应每月选用猪肝 75 g(一两半),或鸡肝 50 g(一两),或羊肝 25 g(半两),做成肝泥,分次食用,以增加维生素 A 的摄入量。不宜给幼儿直接食用坚硬的食物、易误吸入气管的硬壳果类(如花生)、腌腊食品和油炸类食品。

对于 1 岁～2 岁幼儿,建议每日膳食安排:可选蛋类、鱼虾类、瘦畜禽肉等 100 g,米和面粉等谷类食物 100g～125 g,用 20 g 植物油烹制上述食物。选用新鲜绿色、红黄色蔬菜和水果各 150 g,以果菜泥、果菜汁或者果菜末的形式喂予幼儿。

对于 2 岁～3 岁幼儿,建议每日膳食安排:选蛋类、鱼虾类、瘦畜禽肉类等

100 g,米和面粉等谷类食物 125 g～150 g,用 20 g～25 g 植物油烹制上述食物。选用新鲜绿色、红黄色蔬菜和水果各 150 g～200 g。

（三）3～6 岁学前儿童的膳食

与婴幼儿时期相比,此期生长速度减慢,各器官持续发育并逐渐成熟。供给其生长发育所需的足够营养,帮助其建立良好的饮食习惯,为其一生建立健康膳食模式奠定坚实的基础,是学龄前儿童膳食的关键。

学龄前儿童膳食宝塔:膳食宝塔共分五层(膳食宝塔中建议的各类食物摄入量都是指食物可食部分的生重)。

第一层(底层):谷类(米饭、面条等)180～260 g,适量饮水。

第二层:蔬菜类 200～250 g;水果类 150～300 g。

第三层:鱼虾类 40～50 g;禽畜肉类 30～40 g;蛋类 60 g。

第四层:奶类及奶制品 200～300 g;大豆类及豆制品 25 g。

第五层:烹调油 25～30 g。

另外:适量饮水,适当户外运动。

在为学龄前儿童烹调加工食物时,应尽可能保持食物的原汁原味,让孩子首先品尝和接纳各种食物的自然味道。为了保护儿童较敏感的消化系统,避免干扰或影响儿童对食物本身的感知和喜好、食物的正确选择和膳食多样的实现、预防偏食和挑食的不良饮食习惯,儿童的膳食应清淡、少盐、少油脂,并避免添加辛辣等刺激性物质和调味品。

学龄前儿童胃容量小,肝脏中糖原储存量少,又活泼好动,容易饥饿。应通过适当增加餐次来适应学龄前儿童的消化功能特点,以一日"三餐两点"制为宜。各餐营养素和能量合理分配,早中晚正餐之间加适量的加餐食物,既保证了营养需要,又不增加胃肠道负担。

三、学前儿童的进餐与喝水

进餐与喝水是人的生理需要。学前儿童对食物的偏好、摄取食物的方式以及进餐习惯会受到各种因素的影响,有些偏好和习惯对健康不利,他们一旦形成,便很难改变,甚至影响终身,因此需要成人的正确引导和培养。

（一）学前儿童进餐的卫生

1. 激发学前儿童良好的食欲

食欲是由食物引起的兴奋。食欲的产生是生理因素和心理因素共同作用的结果。食欲一方面由生理刺激引起,即依靠食物进入消化道,引起消化道的蠕动和消化液的分泌;另一方面依靠心理的刺激,即食物的色香味由此唤起的愉快的经验,两方面吻合时便产生了旺盛的食欲。

学前儿童的食欲有其变化的过程。1 岁左右的婴儿生长发育极为旺盛,机体对食物的需要量逐渐增加,故食欲较旺盛。2～3 岁的学前儿童因活动的范围扩大了,注意力经常集中在对周围事物的探索和游戏之中,致使学前儿童的食欲有所下降,并表现出时好时坏、波动不定的特点。对同一食物的态度上,学前儿童也表现出时而喜欢、时而不喜欢,缺乏稳定性。4 岁以后,学前儿童的食欲基本稳定下来,在饥饿时能主动摄食,保持着较好的食欲。但较大学前儿童的食欲也会因种种原因出现波动,如患病、不高兴、精神紧张等,都会引起食欲降低。

如何保持学前儿童良好的食欲呢?

第一,学前儿童饮食应多样化,注意其色香味形,以吸引学前儿童进食。

第二,不要在进餐过程中批评学前儿童。

第三,尽早教会学前儿童自己动手吃东西,这样能提高学前儿童进餐的兴趣。

第四,适当地参加体育活动,可使学前儿童保持较好的食欲。

2. 培养学前儿童良好的饮食习惯和文明的进餐行为

进餐是健康的需要,也是文明的表现。教师应逐渐培养学前儿童饭前洗手、饭后擦嘴漱口、不挑食、不偏食、细嚼慢咽、不撒饭、不敲碗筷、咀嚼不出声等良好的饮食习惯和文明的进餐行为。

3. 进餐时教师应仔细观察,精心照顾学前儿童

学前儿童进餐时,教师应仔细观察每一个学前儿童的进餐行为,观察学前儿童的进餐情绪、进餐速度、进餐量以及对食物的偏好,发现问题及时处理。如当发现学前儿童进餐时情绪低落、食欲较差时,应检查和询问学前儿童是否发烧、有无牙疼、嗓子疼、肚子疼等。对于挑食的学前儿童应进行耐心的引导工作,可让学前儿童少量尝试该种食物。当学前儿童吃带骨、带刺的食物时,更应密切观察,进行必要的指导,若发现骨、刺卡入喉咙,应迅速做出处理。学前儿童进餐时还容易出现不小心咬破舌头、咬破嘴唇、掉了门牙、打翻饭碗等现象,教师应耐心细致地帮助解决。

4. 饭前或饭后不宜做剧烈的活动

为了保证学前儿童消化道的正常蠕动、消化液的正常分泌以及良好的食欲,在进餐前或后的半小时内不宜做剧烈的活动,应进行一些安静的活动,如手指游戏、念儿歌、听故事等,这些活动可使学前儿童的交感神经、呼吸系统、循环系统等平静下来,为进餐做好生理上的准备。

（二）学前儿童喝水的卫生

1. 使学前儿童养成喝白开水的习惯

白开水对学前儿童十分重要。托幼园所应保证白开水的供应，并要提醒学前儿童摄入白开水。平时应培养学前儿童喝白开水的习惯，在家中家长应为学前儿童树立榜样，主动饮用白开水。学前儿童应尽量以白开水为饮料，减少甜饮料的摄入量。对于不习惯喝白开水的学前儿童，应由少到多，逐渐增加饮水量，同时教师和家长应通过多种形式使孩子明白白开水对身体的好处。

2. 培养学前儿童主动饮水的习惯

教师应按时提醒学前儿童喝水，每次尽可能喝足量，还应帮助学前儿童养成渴了就喝、主动饮水的好习惯。注意区别对待不同的学前儿童也很重要。对不爱喝水的学前儿童，教师应格外注意引导他们饮水，对体质差的学前儿童、患病初愈的学前儿童、经常上火的学前儿童、嗓子肿痛的学前儿童应多提醒他们饮水。

3. 学前儿童喝水时具体的卫生要求

（1）喝水前应先洗手，然后去拿自己的杯子，喝完水后将杯子放回原处。

（2）开始喝水时要小口尝试，避免烫嘴。若水较烫，应等凉了后再喝。

（3）喝水时不要说笑，防止呛咳。

（4）养成剧烈运动后、吃饭时不喝水的习惯。

第三节 膳食管理制度

托幼园所应建立并严格执行膳食管理制度，保证提供给学前儿童的膳食符合营养要求和卫生要求。

一、学前儿童的膳食管理

学前儿童的膳食应由专人负责管理。学前儿童的伙食费应专用，做到计划开支，精打细算，合理使用。工作人员的伙食应与学前儿童的伙食分开，不允许侵占学前儿童的伙食。

学前儿童的膳食管理主要包括：

（1）合理安排学前儿童的就餐时间和就餐次数。

（2）根据当地不同季节食品的供应情况，制定出适合于学前儿童年龄特点的食谱，并定期进行更换。

（3）准确掌握当日学前儿童出勤的人数，做到每天按人按量供应主副食，不吃隔夜饭菜。

（4）遵守开饭时间，按时开饭，保证学前儿童吃饱、吃好每餐饭。

（5）定期计算学前儿童的进食量和营养量，对学前儿童的饮食状况以及营养状况进行分析，发现问题及时采取相应措施等。

二、厨房及厨房工作人员的卫生要求

（一）厨房的卫生要求

（1）厨房应保持光线充足，空气流通，并设有纱窗、纱门以及防蝇、防鼠等设备。

（2）保持厨房以及厨房用具的整洁与卫生，经常打扫、清洗与消毒，保证厨房内无蝇、无蚊、无蚂蚁、无蟑螂、无老鼠等。

（3）严格做到厨房生、熟食用具与餐具等分开，烹调操作应采用流水作业法，以防生食与熟食交叉感染。

（4）每餐使用过的用具和餐具应及时清洗和消毒。

（5）厨房内严禁外人出入，严禁吸烟等。

（二）厨房工作人员的卫生要求

（1）厨房工作人员应保持个人的清洁卫生，做到勤洗头、勤洗澡、勤换衣、勤剪指甲，上班时不化妆、不涂指甲油、不戴首饰。

（2）炊事人员应坚持上岗前洗手、换上工作服、戴好帽子，如厕前脱下工作服，便后或接触过污物、生食后应用肥皂洗手再进行烹调，操作前洗手，以及在尝菜时使用专用的筷子或匙等卫生制度。

（3）厨房工作人员在制作面点以及分饭、分菜前，必须洗净双手后再接触食物，在做饭菜或分饭菜时，不能对着食物咳嗽、打喷嚏或说话等。

（三）食品的卫生要求

（1）严格执行《食品卫生法》。

（2）购买新鲜、质量好的食品，做好食品的贮存和保鲜工作，不用和不食腐坏变质的食物。

（3）购买的熟食需加热处理后方能食用。

（4）对于烧熟的食物，冬季要做好保温工作，夏季要做好防烫和防变质工作。

（5）学前儿童每天食用的食物在送往班级以前,应留样保存 24 小时（置于冰箱内）,以备抽查。

复习与思考

1. 什么是营养素供给量?

2. 碳水化合物的食物来源有哪些?

3. 安排学前儿童膳食应遵循哪些原则?

4. 如何培养儿童好的饮食习惯?

5. 评定蛋白质营养价值的依据有哪些?

6. 什么是必需氨基酸、蛋白质互补作用、膳食纤维?

7. 铁、锌、碘的生理意义有哪些?

第六章 托幼机构保教活动的卫生

托幼机构是学前儿童生活、成长的重要场所。托幼机构遵循儿童生长发育的规律,科学合理地开展保教活动是保护儿童健康、促进儿童发展的前提与保障。

第一节 托幼机构的生活制度

一、生活制度的意义

托幼机构的生活制度是托幼机构出于规范化管理的需要,是学前儿童在托幼机构内的生活和活动在内容和时间上的规定。托幼机构按科学的依据把学前儿童每日在园内的主要活动,如入园、进餐、睡眠、游戏、户外活动、教育活动、离园等在时间和顺序上合理地固定下来,并形成一种制度。

托幼机构制定并实施合理的生活制度,可以使学前儿童在园内的生活既丰富多彩又有规律性,劳逸结合,动静交替,这不仅有利于学前儿童的生长发育和健康,而且还有助于培养学前儿童有规律的生活习惯,同时,也为保教人员顺利地做好保育和教育工作提供了重要的条件。

二、制定生活制度的卫生学依据

托幼机构在制定生活制度时,必须综合地考虑与之有关的各种因素,制定出既切合本园实际情况又符合幼儿发展特点的合理的生活制度。一般来说,在制定生活制度时主要依据以下几个方面:

(一) 学前儿童的年龄特点

婴幼儿期是生长发育十分迅速的时期,托幼园所的生活制度必须首先满足学前儿童生长发育的需要,因此,在制定生活制度时,应合理地安排学前儿童的进餐时间,保证儿童有充足的睡眠以及户外活动的时间。另一方面,还应该考虑到不同年龄阶段学前儿童的具体特点,使不同年龄阶段的学前儿童在生活制度的安排上有所区别。例如,幼儿年龄越小,其进餐的次数就越多,睡眠的时间就越长,而每次游戏活动或教育活动的时间则越短;随着幼儿年龄的增长,其进餐的次数以及睡眠时间可以逐渐减少,而每次游戏活动或教育活动的时间与次数则可以逐渐增长和增多。

(二) 学前儿童生理活动的特点

1. 学前儿童大脑皮层机能特点及活动规律

(1) 始动调节

在工作和学习开始时,由于神经细胞和机体其他组织具有惰性,大脑皮层的机能处于启动状态,工作能力较低,然后逐渐提高。因此,组织学前儿童活动时,应循序渐进,从易到难,将难度大的活动放在神经活动的高潮时进行,以取得较大的效益。

(2) 优势兴奋法则

当人进行某项活动时,大脑皮层相关区域神经元产生兴奋,并可引起其他区域的兴奋,加强自己的兴奋度。处于优势兴奋的区域反应能力最强,工作效率最高,学前儿童注意力也最为集中,对其余事情则视而不见。当外界事物引起学前儿童强烈兴趣时,优势兴奋最容易形成,但学前儿童注意力集中时间短,优势兴奋容易消失。因此,采取适当的教学方法,激发学前儿童兴趣和好奇心是增强其大脑工作效率的重要措施。

(3) 动力定型

当内外刺激依一定的时间和顺序多次重复后,大脑的兴奋和抑制也按相应顺序固定下来形成大脑皮层的动力定型,如"习惯"。动力定型形成后,大脑活动遵循"节约原则",学前儿童的学习、游戏、吃饭、睡眠等相互连续达到自动化的程度,神经细胞在最小的能耗下完成大量的工作,从而保持良好的功能和工作状态。学前儿童一切技能和习惯的习得都是动力定型形成的过程。在动力定型形成初期,由于兴奋点的扩散,学前儿童在活动中可能出现一些多余无效的动作,以致技能和习惯的巩固、完善和自动化都需要一定的时间。学前儿童可塑性强,动力定型更容易形成,但对于学前儿童已经形成的生活次序不要轻易改变和破坏,以免因重建动力定型而造成神经细胞的过重负担。

（4）镶嵌式活动

大脑皮层不同区域执行不同的任务，当进行某项工作时只有相应区域处于兴奋状态，其他区域处于抑制状态。随着工作性质和活动方式的转变，兴奋和抑制不断转换，使各区域轮流休息，以保证大脑皮层的工作效率，这就是大脑皮层的镶嵌式活动原理。学前儿童神经系统尚未发育成熟，兴奋容易扩散，单一性质的活动持续时间过长，会超过大脑皮层的机能限度。因此，托幼机构要合理安排生活制度，不断变换活动的性质和方式，组织学前儿童各种活动、课程交替安排，做到动静交替、劳逸结合，以提高学习和活动效率。

（5）保护性抑制

当受到长时间或过分强烈的刺激时，大脑皮层的工作就会超过其工作能力界限产生疲劳，大脑兴奋被抑制所代替，形成保护性抑制。此时学前儿童表现为注意力不集中，精神涣散，反应迟钝，记忆力减退，动作欠灵巧等。学前儿童神经系统非常脆弱，大脑皮层容易产生保护性抑制，但由于兴奋占优势，学前儿童常无疲劳感觉。如果大脑疲劳后缺乏必要的休息，则会转化为病理的"过劳"，虽经休息和锻炼也不能完全恢复，影响学前儿童的发育和健康。保教人员要善于发现学前儿童疲劳的早期特征，顺应脑的保护性抑制，及时组织休息和睡眠，合理安排学前儿童的各项学习和活动，避免疲劳。

2. 活动的负荷

在托幼机构，对学前儿童的生活、活动和学习负荷提出卫生要求，采取保健措施，其基本依据之一就是这些活动和生活所引起的疲劳程度。学前儿童在活动和学习过程出现疲劳，若经过短时间的休息即可消除，那么这种活动的负荷就不是过重，完全避免活动产生的疲劳是不可能的，也没有必要。在学前儿童参加活动和学习时，疲劳就随之产生。在疲劳产生的初期，学前儿童身心出现的机能减退是很难觉察到的，由于各种复杂的生理、心理因素的参与和作用，疲劳的表现也是多种多样的。有时，疲劳时反而会出现机能亢进，掩盖了其他的表现。

疲劳程度取决于疲劳的各种表现的强度、消除疲劳或恢复正常机能状态所需用的时间以及疲劳扩散的范围三个因素。例如，注意力分散、做小动作等都是轻度疲劳的表现，而各种心理机能明显减弱，甚至进入瞌睡状态，这表示疲劳强度较大。有时，已产生和发展的疲劳通过较短时间的休息就能被消除。而有时，疲劳则需通过长时间的休息和睡眠才能使机体的功能恢复到原先的状态。有的疲劳是全身性的，有的则只涉及机体的某个局部。因此，衡量疲劳程度可根据这三个因素综合判断。判断学前儿童的疲劳程度，一般以学前儿童各器官各系统，特别是中枢神经系统机能状态的变化为依据，明显地表现在学前儿童的活动和作业的效能上,而活动和作业的效能则又反映在他们从事活动和作业时的工作效果,即工作的速度、准确性和持续的时间等方面。

影响疲劳产生和发展的因素很多。活动时间持续的长度是影响疲劳产生和发展的主要因素,随着时间长度的增加,学前儿童活动所引起的疲劳程度也增加。活动和学习的性质,如内容、分量、难度、形式和方法等对疲劳的产生和发展影响也很大。此外,年龄、健康和营养状况、情绪状态、活动和学习的各种环境条件等,对疲劳的产生和发展都会产生一定的影响。

学前儿童的疲劳比较容易产生,也比较容易消除。托幼机构应注意通过休息和睡眠,及时消除学前儿童已产生的疲劳,否则长时期连续的活动和学习负担过重,就可使疲劳积累,产生过度疲劳。

发现学前儿童疲劳发展的早期指征,及时组织和安排休息,劳逸结合,动静交替,有利于及时消除疲劳,缩短学前儿童各种机能恢复所需的时间。由于学前儿童的年龄不同,活动和学习的性质不同,消除疲劳所需的休息时间也不同。一般认为,休息对疲劳的消除和机能状态的恢复,其规律是先快后慢,即休息的时间应按活动的顺序而逐渐增加,但是,也应注意到休息能减退注意的顺应而影响活动的效率,尤其以长时间的休息最为明显。因此,多次短时间的休息比一次长时间的休息效果为好。

3. 学前儿童的情绪

学前儿童在活动和学习时总伴随着情绪活动。在活动过程中,一方面学前儿童根据周围环境的情形、自身的生活经验和定势,对外界各种刺激做出不同的情绪反应;另一方面,学前儿童的情绪也反作用于他们的活动和学习过程。

在中枢神经系统中,脑干网状结构的激活系统输送冲动,给大脑皮层的机能活动提供兴奋和警觉的背景,以适应在各种不同的状态下所需的神经兴奋的能量,并通过内分泌系统和植物神经系统去动员和调节内脏器官对身体能量资源的供应,以满足适应性活动的需要。然而,过度的情绪性应激引起的神经激活和化学物质的释放,会使机体本身的激动水平无法控制,扰乱了正常的生理功能,过多地消耗能量,加重了神经系统和其他系统、器官的负担,甚至引起心身障碍。

学前儿童的活动和学习如果以适当的情绪作为背景,其效率就会提高;反之,活动和学习的效率就会降低。研究表明,当情绪唤醒水平达到最佳状态时,活动效率最高;在情绪唤醒水平较低时,神经系统和其他器官系统得不到足够的能量去保证活动的进行,活动效率就会降低。但是,如果情绪的应激水平过高,就会阻断和干扰大脑皮层的机能活动,这种应激状态所消耗的能量资源对大脑的机能活动是一种额外的负担,因而活动效率也会降低。

托幼机构在组织、安排学前儿童的活动和学习时，应注意保持学前儿童稳定的情绪，给学前儿童以安全感，避免过分的心理紧张和压抑。学前儿童在活动和学习时如果情绪不安、焦虑、抑郁、恐惧、过分亢奋等，都可使其在活动和学习时失却常态，容易产生疲劳，表现为动作的机械重复或混乱。与学龄儿童和成人相比，学前儿童的情绪是不稳定的、多变的和缺少自我控制的，情绪常可表现得极度高涨和强烈，也较容易恢复常态。

学前儿童的情绪表现常与机体的生理需要是否得到满足相联系。在组织、安排学前儿童的活动和学习时，应把握其情绪特征，合理满足他们的各种生理、心理需要，将学前儿童的情绪应激水平调节在适当的水平，保证学前儿童在活动和学习中有较高的效率。

（三）地区特点以及季节变化

我国地域辽阔，具有较大的南北气候差异以及东西时间差异，各园所应根据本地区的具体地理特征以及本园的实际情况，制定相应的生活制度。同时，在制定生活制度时，还应考虑到不同季节的特点，对生活制度中的部分环节进行适当的调整。例如，夏季昼长夜短，幼儿入园的时间可适当提前，寄宿制幼儿园早晨起床的时间也可以适当提前，而幼儿晚上睡觉的时间也可以适当推迟，为了保证幼儿每天有足够的睡眠时间，中午可适当地延长幼儿午睡的时间等。必要的话，托幼园所可以根据当地的具体情况和需要，制定出不同季节的生活制度。

（四）家长的需要

幼儿的年龄特点决定了幼儿入园以及离园都必须由家长亲自接送，因此，托幼园所在制定生活制度时，还应该考虑幼儿家长的实际情况和需要，更好地为家长服务。例如，幼儿入园的时间，可以根据家长的需要适当地提前，而离园的时间也可以适当地推迟；托幼园所为幼儿提供的膳食，可以由一餐两点增加到三餐一点或三餐两点等。

三、生活制度的制定及执行

了解学前儿童大脑皮层活动规律和生理特点是制定托幼机构生活制度的前提。学前儿童用脑卫生和身心要求托幼机构生活制度的安排要做到以下几点：

1. 根据学前儿童大脑皮层活动规律安排

学期内，学期开始、快结束时的教育内容安排应相对轻松。学期开始时，特别初入园、所的学前儿童，由于从家庭生活转入集体生活有一个适应过程，教师和工作人员的语言、态度以及周围的环境要便于形成初步的条件反射，使学前儿童情绪安定，逐渐适应集体生活。另外学期的生活应考虑动静交替，劳逸结合，以保持学前儿童大脑的工作效率。

一周内，学前儿童每天的工作能力不同。学前儿童经过星期六、日两天的休息，疲劳消除，但由于大脑皮层始动调节需要一个过程，星期一的工作能力并不高，星期二才开始升高，星期三、四达到顶峰，以后又逐渐下降。因此，托幼机构的一周计划，在星期一、五安排较为轻松的学习内容，星期三、四可安排难度和强度较大的学习任务，星期三下午安排户外锻炼或娱乐活动，以提高下半周的活动能力。不要在课余、周末给学前儿童安排过重的学习任务，否则全周的疲劳不能消除，长此以往会形成过度疲劳。

一日内，学前儿童工作能力的变化具有一定的规律。早晨 7～8 时起，神经系统经过一晚的休息，能力逐渐上升，早操和晨间活动可使大脑皮层的机能活动克服"惰性"。到上午 9～10 时达到最高峰，这时精力充沛，大脑处于高度兴奋状态，为最佳用脑时间，可安排学前儿童用脑量大的活动。上午 10～11 时，学前儿童神经系统兴奋性逐渐降低，此时应安排轻松的游戏。午睡后形成第二高峰，但不如上午旺盛，可安排集中教学。晚上睡觉前可为学前儿童安排一些安静的活动，勿使他们过分兴奋而影响入睡。22 时以后学前儿童神经活动能力逐渐降至最低点。

一次教学中，根据始动调节原理宜将前 2～3 分钟用于活动组织环节，将重点和难点安排在活动开始后的第 5～20 分钟，中间穿插游戏和放松活动。动静交替进行，避免大脑皮层功能下降，记忆力减退，损害学前儿童健康。

2. 保持学前儿童良好的活动情趣

保持学前儿童良好的活动情趣包括激发学前儿童活动兴趣及保持良好的情绪状态。学前儿童只有对活动产生兴趣，才能在大脑皮层的相关区域形成优势兴奋。激发学前儿童活动兴趣注意保持学前儿童对活动的积极态度，不强迫学前儿童做不愿做或不感兴趣的事，保护和尊重他们的好奇心。不阻止学前儿童做力所能及的事情，以免过多的阻止在大脑皮层形成抑制，导致神经细胞工作失常，兴奋低下。

个体的心理状态尤其是情绪变化对学前儿童大脑工作能力的发挥影响很大。积极的情绪是机体动员自身资源去适应外界环境变化的机制。如果学前儿童在学习和活动时情绪不安、紧张、焦虑、抑郁、恐惧、过分亢奋，都会加重神经系统的负担，增加大脑能耗，降低大脑活动效率。组织学前儿童活动和学习时，应注意保持学前儿童稳定、愉快的情绪，避免心理过分紧张和压抑，合理满足他们的各种生理、心理需要，将学前儿童的情绪应激调整到适当的水平，以保证较高的工作效率。

3. 建立良好的生活习惯

学前儿童年龄越小,机体的可塑性越大,就越容易建立稳固的动力定型。从入园起加强对学前儿童学习、生活习惯的培养,使他们生活有规律地按时进行,保证学前儿童学习时精力集中,进餐时食欲旺盛,游戏时精力充沛,睡眠时按时入睡,以减少神经细胞的能耗,提高一日生活的效率。一旦学前儿童形成不良的习惯,改变时需重新建立新的动力定型,会增加大脑神经细胞的工作负担。

4. 坚持户外活动

学前儿童新陈代谢旺盛,耗氧量大。学前儿童大脑的耗氧量占全身总耗氧量的 50%,脑组织对缺氧的耐受力差。多在户外新鲜空气中活动,可在一定程度上弥补学前儿童呼吸机能的缺陷,促进大脑的血液循环和供氧状况,提高大脑对机体的控制能力及反应的灵敏度、准确性,同时可以使不同性质的区域交替兴奋和抑制,避免疲劳。根据《规程》,托幼园所各班每日至少要有 2 小时的户外活动时间,寄宿制学前机构不得少于 3 小时,其中包括 1 小时的户外体育活动时间。根据天气状况,各项活动应尽可能安排在户外进行。

5. 有足够的休息和睡眠

学前儿童的疲劳易产生,也易消除;为避免疲劳,应保证学前儿童足够的休息和睡眠。据研究,学前儿童每天有 1 小时课程后的活动性休息,可以提高学习效率,降低患病率。由于学前儿童的年龄、活动和学习性质不同,消除疲劳所需的休息时间也不同。一般认为,多次短时间的休息比一次长时间的休息效果更好。睡眠是大脑皮层保护性抑制过程,能消除神经细胞的疲劳,减少脑组织的能耗。学前儿童年龄越小,需要的睡眠时间越长:3～4 岁学前儿童每昼夜睡眠时间为 12～13 小时,5～6 岁学前儿童每昼夜睡眠时间为 11～12 小时。除保证学前儿童的夜间睡眠外,还应安排 2～2.5 小时的午睡。

6. 要有充足的营养

营养对保持大脑工作能力有重要作用。维生素 B1 有利于保持良好的记忆,减轻脑部疲劳;维生素 C 对脑神经调节有重要作用。摄入充足的蛋白质可增强大脑皮层的兴奋和抑制功能,提高学习效率。葡萄糖是大脑唯一的能量来源,学前儿童脑组织对血液中葡萄糖的变化十分敏感;学前儿童主食摄入少,血糖不足,将不能满足大脑对能量的需求。如果学前儿童营养不良,会影响神经细胞发育,使高级神经活动受到影响,条件反射不易建立。在学习中,学前儿童就会注意力涣散,记忆力减退,反应迟钝,语言发展缓慢。因此,必须注重学前儿童的营养,尤其要保证早餐的质量。

学前儿童一日生活安排：

7:30～8:00 愉快入园；

8:00～9:00 户外活动；

9:00～9:15 洗手如厕；

9:15～9:30 喝水吃早点；

9:30～10:40 教学活动、体育锻炼、游戏；

10:40～11:00 餐前准备；

11:00～12:00 午餐；

12:00～12:20 饭后散步；

12:20～14:30 午睡；

14:30～15:00 起床、盥洗；

15:00～15:30 午点；

15:30～16:30 游戏、户外活动；

16:30～18:00 离园回家。

以上一日生活安排仅作为参考。各地各园差异较大，可根据具体情况作适当调整，因地制宜，制定出适合本地本园的生活制度。

学前儿童生活制度建立以后，应该严格地加以实施，以保证学前儿童在园内生活的规律性。由于在制定和安排生活制度时需要考虑诸多因素，而各个托幼机构之间的实际情况和需求又各不相同，因此，事实上并不存在一种最佳的生活制度的模式能适合于所有的托幼机构。因此，托幼机构在制定生活制度时，要把有利于学前儿童的身心发展、服务家长、服务社会放在首位，根据托幼机构自身的条件和各年龄班儿童的情况，充分考虑季节、地理环境、习俗、交通状况，做出实事求是的安排。

由于学前儿童在园内的活动并不是一成不变的，有时会有一些特殊的活动介入，例如开学前儿童运动会，组织学前儿童外出进行远足活动，进行健康检查等。因此，学前儿童一日生活的安排，既应该保证一定的稳定性和规律性，同时又应该具有相对的灵活性。

学前儿童之间存在着较大的差异性，例如有的学前儿童精力十分旺盛，睡眠的需要较少，而有的学前儿童由于体质较弱等原因，往往需要比其他人更多的睡眠时间，再如有的学前儿童吃饭的动作较慢，吃饭需要较长的时间等。对此，生活制度在具体实施的过程中，还应该兼顾到学前儿童的个别差异，适当地加以区别对待，以适应不同学前儿童的特点，满足学前儿童的不同需要。

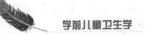

第二节　托幼机构一日生活各环节的卫生

托幼机构的生活制度中最主要的是一日生活制度。托幼机构的一日生活包括全日制、半日制园（所）的入园（所）和离园（所），寄宿制园（所）的起床和就寝、盥洗、如厕、进餐、活动和学习以及休息和睡眠等要素。一日生活制度就是将这些要素每天以一定的程序和时间相对地成为制度固定下来。

一、托幼机构的盥洗

盥洗是学前儿童生活的一个重要环节，可使学前儿童毛发、皮肤保持清洁，提高皮肤的各种功能，减少皮肤被汗液、皮脂、灰尘污染的机会，提高皮肤的抵抗力，维护身体的健康，同时，还可以培养学前儿童爱清洁、讲卫生的好习惯，提高学前儿童的生活自理能力。

（一）洗手

洗手前学前儿童应先卷衣袖，轻轻拧开水龙头，将手心、手背、手腕浸湿，然后搓肥皂，最好搓出泡沫，使手心、手背、手指缝都被肥皂洗到，然后，用清水冲洗干净，关好水龙头，最后再用毛巾将手擦干。

注意：用流动水给学前儿童洗手。洗手时，要求学前儿童双手略向下，避免水顺着手臂倒流弄湿衣袖。冬天洗手后应擦油。教育学前儿童认真洗，不玩水，不敷衍。

（二）洗脸

将毛巾洗湿拧干后，用毛巾先擦里、外眼角，然后擦前额、脸颊、鼻孔下方、口周围、下巴、脖子及耳朵。其间应清洗毛巾 1～2 次，以保证毛巾的清洁。冬季洗脸后应擦油，以保护学前儿童的皮肤。

这里应注意：用流动水给学前儿童洗脸。前额、眼角、鼻孔、口周围、下巴等处是学前儿童洗脸时经常遗忘的地方，教师应及时提醒学前儿童。

（三）刷牙

刷牙前应先漱口，将放有牙膏的牙刷在刷牙杯里沾湿，然后顺着牙缝竖刷，里外都应刷到，刷牙后应彻底漱口，并将牙刷涮干净，最后，再将牙刷的毛端朝上、牙刷柄向下放入牙刷杯中。

这里要注意的是:学前儿童在练习刷牙阶段,可以暂不使用牙膏。教会学前儿童从后向前挤牙膏。教师和家长应督促学前儿童认真刷牙,尤其是牙的内面也应仔细刷。

(四) 洗浴

洗浴能去除全身污垢,清洁皮肤,促进血液循环,提高机体抗病能力。

学前儿童皮肤的保护机能差,经常保持皮肤清洁可以提高其保护机能。在寄宿制托幼机构,要让儿童在夏天每天洗浴1~2次,冬天每周一次,春秋季可视具体情况而定。温水洗浴(40℃),每次时间不要超过15分钟,年龄小的儿童一般洗盆浴,4~5岁以后可以洗淋浴。

洗浴时应使用碱性小的肥皂,如硼酸浴皂,注意搓洗腋窝、腹股沟、肛门会阴部等处,不要用力过大,以防搓伤皮肤。洗浴后应立即用毛巾将身体擦干。夏季可以擦些防痱、去痱的用品,如适合儿童使用的痱子水、痱子粉或爽身粉等,然后穿好衣服。不可让儿童马上到室外吹风或用电扇吹风,以免着凉引起感冒。

(五) 修剪指(趾)甲

指甲过长会影响触觉,或伤害他人皮肤,或因甲缝易藏纳污垢和病菌而传染消化道疾病。要给儿童每周剪一次手指甲,每两周剪一次脚趾甲。修剪指(趾)甲应在洗澡或洗手洗脚后进行,让温水将指(趾)甲泡软,将指(趾)甲剪成弧形,不可剪得过深,以免引起疼痛,也要防止剪破皮肤发生炎症。

二、托幼机构的进餐

学前儿童摄入的食物在胃内排空所需要的时间约为3~4小时左右,如果进餐时间相隔太近,会引起消化不良;相隔时间太久,又会造成饥饿。托幼机构要定时定量给儿童用餐,断奶后的儿童,一般每日进餐4~5次;3岁以后每日进餐3次,可在下午加一次点心。

三、托幼机构的如厕

大、小便是机体的生理需要。

儿童对排便的控制能力较差,因此托幼机构应允许儿童根据需要随时大小便,在每个活动环节过渡时要提醒儿童排便,并逐步培养儿童定时大便的习惯。要教会儿童正确的大小便方法。排便时不弄脏便池的外边,不玩弄厕纸或厕所内的其他物品,不在厕所内打闹。学会便后使用手纸的方法,养成便后用肥皂洗手的习惯。要让儿童懂得,腹泻时要及时告诉教师或保育员。

四、托幼机构的睡眠

(一) 培养学前儿童良好的睡眠习惯

1. 培养学前儿童独自入睡的习惯

初入托幼园所的学前儿童,常会出现睡眠问题。其原因主要在于:学前儿童首次离家来到新的环境,内心异常焦虑;而学前儿童在家庭中养成了睡眠需要人陪着或哄着的习惯,否则就难以入睡。对于入睡困难的学前儿童,保教人员应有耐心,努力理解学前儿童,满足他们的要求。教师可以坐下来,轻拍学前儿童,陪伴他们入睡,使学前儿童对新环境产生安全感,也可以让学前儿童将家里陪睡的小被子或毛绒玩具等带来陪着自己入睡。当学前儿童适应新环境以后,教师可逐渐减少陪伴学前儿童的次数,也可视学前儿童的具体情况逐渐拿掉陪伴学前儿童的玩具,让学前儿童学会独立入睡。

2. 培养学前儿童按时睡眠、按时起床的习惯

托幼园所应执行一定的生活作息制度,使学前儿童逐渐养成按时睡眠、按时起床的良好习惯。同时,也应促使学前儿童家庭配合工作,使学前儿童在家庭中也能逐渐养成按时入睡、按时起床的习惯。

3. 培养学前儿童正确的睡眠姿势

托幼园所和家庭都应注意学前儿童的睡姿,引导学前儿童不趴卧、不跪卧、不蒙头睡觉,鼓励学前儿童侧卧或仰卧,以保证学前儿童的睡眠质量和身体的健康。

(二) 掌握排尿规律,及时提醒学前儿童排尿

教师应了解每一个学前儿童的排尿规律,注意有尿床习惯的学前儿童,观察他是每天尿床还是偶尔尿床。偶尔尿床的学前儿童大多由于白天玩得过于劳累、喝水或喝汤过多等缘故。有尿床习惯的学前儿童应进行身体检查,防止器质性病变。教师应逐渐掌握学前儿童尿床的具体时间,以便及时叫醒学前儿童排尿。平时教师应掌握学前儿童膳食的干稀情况,灵活掌握提醒全体和个别学前儿童排尿的时间和次数。在学前儿童睡眠中,教师应经常检查尿床学前儿童的被褥,发现尿湿,及时更换。

(三) 仔细观察,及时发现异常情况

在学前儿童睡眠的过程中,教师要注意观察每个学前儿童的睡眠情况,一方面要注意学前儿童的被子是否盖好,睡姿是否正确,有无蒙头睡觉,蒙头而未睡的学前儿童是否在被子下面玩玩具或拆弄被褥、身上的衣服或是否在玩弄生殖器等,若发现以上情况应及时帮助与引导;另一方面,教师应注意及早发现突发

疾病的学前儿童,如注意观察学前儿童睡得是否安稳,小脸颜色是否正常,体温是否正常,有无拉稀、流鼻血等现象,若发现学前儿童的身体有异常表现或已患病,应及时采取相应的措施。

五、托幼机构的教育活动和游戏

这两大类活动对儿童身心发展都具有不可或缺的作用。在托幼机构制定生活制度时,应摆正这两类活动的位置,处理好两者之间的关系,最大限度地实现这两类活动的价值,以促进儿童身心健康成长和发展。

(一)学前儿童教学活动卫生

托幼机构的教学是教师与幼儿的双边活动,构成这种活动的基本成分是教师的教、幼儿的学和教学过程的环境。托幼机构的教学活动应遵循卫生学原理,保证学前儿童生理和心理的健康。

(1)选择符合学前儿童身心发展特点,能引起他们求知欲和学习兴趣的内容;根据有意注意时间的长短,确定教学的时间,一般小班 15～20 分钟、中班 20～25 分钟、大班 25～30 分钟,大班后期,为适应小学学习做准备,可稍作延长。上午 9～10 点之间学前儿童头脑最清醒,精力旺盛,一般上午宜安排两节作业课,下午安排游戏或室外活动,课间要有 10～15 分钟休息时间,让眼睛和大脑得到充分的休息,消除疲劳;小班宜每日 1 节课,逐渐过渡到 2 节课,大班每天 2 节课。在教师充分激发学前儿童的学习动机,充分发挥学前儿童学习的主动性、积极性的情况下,教育活动的持续时间可比学前儿童主动注意的时间稍长一些。

教师应尽可能采用符合学前儿童思维和学习特点的直观手段和游戏的方法,提供学前儿童动手操作和探究的机会。学前儿童不宜长时间地从事某一种活动,以免引起大脑皮质和视觉器官的过度紧张和疲劳。

(2)提供给学前儿童的学习材料和教师使用教学材料应符合卫生学的要求。比如,学前儿童阅读的图书应选择色彩鲜明、图像符号清晰、纸张坚韧洁白、无反光的读物且应经常进行消毒。绘画写字时所用的铅笔、蜡笔、其他用具应无毒、安全。铅笔以圆形笔杆为宜,笔杆不宜过细,以免造成绘画、写字困难。

(3)托幼机构的教学环境应有足够的照度,一般不得低于 300 勒克斯。阅读和作业时,光线必须从左上方射入,以免发生阴影。不要让学前儿童在直射的阳光下阅读和作业。学前儿童的眼睛与书本之间的距离保持在 35～40 cm 左右,书本不要平放在桌面上,应使书本与视线有一定的角度,最好呈直角,以免引起眼和颈部肌肉的疲劳。绘画和写字是很精细的工作,需要手部小肌肉群的参与,学前儿童手部小肌肉发育尚未完善,绘画、写字持续的时间过长会造成疲劳。

一般而言,持续绘画和写字的时间不宜超过 5～10 分钟。

(4)要教育学前儿童在学习中保持正确的坐姿,不歪头,不耸肩,脊柱正直,头不过于前倾,前胸距桌缘约一拳,将大腿放平,足着地,使身体的重心稳妥地落在坐骨和依靠背的支撑点范围内,以减轻维持坐姿的肌肉疲劳。在绘画和写字时,要训练学前儿童掌握正确的握笔方法,笔杆放在拇指、食指和中指三个指梢之间,食指在前,拇指在左后,中指在右下,食指应比拇指低,手指尖距笔尖约 3 cm,笔杆和纸张应成 60°左右的倾斜。

(5)由于学前儿童呼吸系统发育不够完善,尤其是声带发育不成熟,在唱歌时,要特别注意预防呼吸系统疾病以及声带的疲劳和损伤。

① 要选择适合其年龄特征的、音域合适的歌曲,太高或太低的音域都会使儿童感到困难,造成声带疲劳。

② 唱歌时的环境应保持空气清洁、新鲜、湿润,温度不低于 18～20℃。

③ 冬季不要安排户外唱歌,也不能在唱歌后立即进入到寒冷的空气中,以免诱发呼吸道炎症。

④ 唱歌前,室内应预先开窗通风,并且清扫地面,避免尘埃被吸进呼吸道,刺激黏膜而导致疾病发生。

⑤ 唱歌时还应保持正确的姿势,最好采取立姿,以保持胸腔和膈肌的充分活动。正确的唱歌姿势是:身体重量均匀地分配在两腿上,重心稍微放前一点,挺胸,两肩稍向后,双手自然下垂在身体的两侧,头部保持正直。

⑥ 持续唱歌的时间不宜过长,一般以 4～5 分钟为宜;唱歌一段时间后应稍事休息,应避免长时间地大声唱歌或喊叫。当咽喉部疲乏或有炎症时,应禁止其唱歌,直至学前儿童唱歌的机能完全恢复为止。

(二)学前儿童游戏活动卫生

游戏最符合幼儿身心发展的特点,最能满足幼儿的需要,给儿童带来积极愉快的情绪,他们对自主选择和参与的游戏乐此不疲。游戏能有效地促进幼儿发展,具有其他活动所不能替代的教育价值,托幼机构应该以游戏作为基本活动。托幼机构一日生活中,应提供给儿童充足的游戏活动时间,如上、下午可安排较长时间段(30～40 分钟)的游戏,进行活动区或户外的游戏,也可利用诸如早晨入园后、下午离园前、各种生活和教育活动的间隙时间等安排游戏活动。

托幼机构在安排学前儿童游戏时,应注意游戏场地通风良好、空气新鲜、采光或照明充足。一些活动量大的游戏,应尽量安排在户外进行,使儿童在游戏时得到充足的阳光和新鲜的空气。游戏场地应平整,周围无危险物,附近也不存在会导致意外的物品。在学前儿童游戏前,应根据游戏类型、内容和气温情况及时增减衣服,以免着凉或受热。在户外进行冰雪游戏时,要让儿童穿上雨鞋等防湿保暖的鞋子和带紧口袖的罩衣,防止因弄湿衣服而受凉感冒;游戏前先活动身体,等待全身开始暖和时再用手接触冰雪。在玩泥、沙的游戏时,要让儿童注意不要把泥、沙弄到眼、鼻、耳、口中,若不慎将沙土弄入眼时,切不可用手揉擦,以免眼结膜等受伤而引起感染。儿童在游戏中使用的玩具和材料要定期检查、维修和消毒,以预防意外伤害和疾病的传播。

托幼机构教育活动和游戏可以用分别安排、插入式安排或者整合式安排的方式进行,在使用后两种方式时,活动时间应根据实际情况而定。

六、散步与户外活动

饭后散步,有利于食物的消化吸收,也能提高睡眠的质量,因此,在天气许可的情况下,应坚持户外散步。饭后散步时,要提醒儿童不要奔跑。户外活动可使学前儿童呼吸到清新的空气,接触阳光和大自然,有利于学前儿童的身心健康,减少呼吸道感染。儿童若整天待在室内,没有足够的紫外线照射,也容易发生佝偻病,机体的抵抗力会下降。因此,全日制幼儿园应组织每天 2 小时以上的户外活动,寄宿制幼儿园应组织每天 3 小时以上的活动。

七、来园(所)和离园(所)

每天或每周儿童入园(所)时,教师和保健医生应做好接待和晨检工作,及时向家长了解儿童的健康情况。要让学前儿童将所带的衣物、日用品等整理好,放置在规定的地方。如若带了药物需要服用,一定要交由保健医生代为保管,并负责让学前儿童服用。要了解儿童来园(所)是否已经用餐,是否需要饮水和排便,然后安排儿童到所在班级进行活动。

在儿童等候离园(所)时,可组织儿童进行一些室内较为安静的桌面游戏或户外活动。

离园(所)前,要求儿童将玩具收拾好,并穿好衣服。在等候离园(所)时,教师、保育员要注意儿童的活动安全,经常清点人数,不要让儿童擅自走出托幼机构的大门,更不可让陌生人将儿童带走。

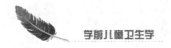

第三节 学前儿童体育锻炼的卫生

体育锻炼能促进儿童的生长发育,增强体质,提高对疾病的抵抗能力,培养勇敢坚强的心理品质。但由于学前儿童有着不同于成人的身心特点,故学前儿童的体育锻炼不仅有着特殊的意义,而且有着特殊的卫生要求。

一、体育锻炼对学前儿童身体的影响

1. 对运动系统的作用

体育锻炼可明显改善骨骼和肌肉的血液供应,使其得到更多的营养物质,因而肌纤维变粗,体积增大,弹性增加,肌肉活动的能力和耐力也相应地提高。长期锻炼以后,韧带更坚固、关节活动更灵活。骨细胞的增殖也促进了骨骼发育,加速了钙化,使骨密质增厚,骨质坚实。经常锻炼的人骨骼肌肉发育良好。

2. 对呼吸系统的作用

体育锻炼所产生的二氧化碳能刺激呼吸中枢,使呼吸加深加快,促进二氧化碳的排出及氧气的吸收,这样,呼吸量可逐渐增大,每分通气量也增加,供给身体的氧气更多。长期锻炼,可使呼吸肌发达,肺活量增大,能促进学前儿童的胸廓发育,加强呼吸系统的功能,提高对呼吸道疾病的抵抗力。

3. 对心血管系统的作用

体育锻炼使心肌的收缩力和节律性增加,增强血管的弹性,使血流量增大,心脏的每搏输出量增加,而安静时的心率变慢,心肌发达增厚,收缩力加强。经常锻炼还可增大心脏储备力量,使心脏在必要时能够加大工作量,维持身体健康。学前儿童的心脏发育不够完善,通过体育锻炼,可促进心脏形态与功能的全面发育。

4. 对神经系统的作用

体育锻炼能够使机体的兴奋与抑制过程加强,神经活动的平衡性和灵活性得到提高。根据大脑皮质镶嵌式活动规律,体育活动可以使因脑力劳动产生的疲劳得以恢复。人们在运动后往往感觉精神饱满,心情愉快,做事效率高。经常进行体育锻炼有助于增强学前儿童神经系统对身体其他系统或器官的调节功能,促使神经细胞反应灵活,增强学前儿童动作的平衡性和灵活性以及对周围环

境的适应能力。

5. 对能量代谢的作用

体育锻炼对能量代谢的影响非常显著。锻炼时消耗能量,锻炼后需补充能量,机体才能得以恢复。研究表明,人体具有"超量恢复"规律,即体育锻炼时的能量消耗要在锻炼后得到恢复,恢复水平往往能超过原有水平,消耗越多,超过量越大。学前儿童的体育锻炼不同于成人或青少年,一方面,要重视体育锻炼对学前儿童机体新陈代谢的促进作用,要及时供应充足的营养,保证身体的恢复;另一方面,也要注意到学前儿童身体各种机能都还不够成熟,避免过量运动带来的过量消耗所导致的恢复困难,从而影响其健康。

此外,体育锻炼能使学前儿童生长激素的分泌量增加,有助于体格的发育。体育锻炼还能增强机体的非特异性免疫功能,提高机体免疫力。

二、学前儿童体育锻炼的卫生原则

1. 经常锻炼

持续的锻炼可使幼儿大脑皮质建立起有关的联系,当周围环境发生变化时能灵活准确地调节有关的器官,使之迅速做出相应的反应,保持机体与外界环境的平衡。经过多次反复的练习,大脑皮质建立了巩固而复杂的条件反射,形成动力定型,从而达到增强体质、减少疾病的目的。因此,体育锻炼必须经常进行。学前儿童正是长身体的时候,每天至少要进行1小时以上的户外体育锻炼。

2. 全面锻炼

为了使学前儿童身体素质得到均衡的提高,运动项目要多样化,要使身体在力量、速度、灵敏、耐力、柔韧、弹跳等方面都得到发展,才能达到全面促进儿童身体发展的目的。必须选择对学前儿童有益的多种项目进行科学的锻炼。

3. 循序渐进

体育锻炼的要求、内容、方法和运动负荷等都要根据个体的实际情况,由易到繁,运动负荷由小到大,逐步提高。科学研究表明,人体各器官的功能是一个逐步发展、逐步提高的过程,即锻炼效果是一个缓慢的由量变到质变的逐渐积累的复杂过程。对于学前儿童来说,其接受能力不及成人,学习生疏而复杂的动作需要一定的时间逐步适应,如果突然承担很大体力负荷或一步进入高难动作的训练,容易导致过度疲劳或因神经系统及某些器官的高度紧张而发生运动创伤;同时,随着学前儿童年龄的增长,体育锻炼的内容和要求也需要相应地发生变化,以便更有利于学前儿童身体的发展。因此,体育锻炼要根据学前儿童的生理特点循序渐进地进行,逐步提高各种因素对人体的刺激强度,逐步延长锻炼时间,锻炼的方式由简单到复杂。这样才能使人体各种器官逐渐对锻炼产生良好适应,达到锻炼身体的目的。

4. 注意个体差异

体育活动应使每一个学前儿童得到锻炼,但是,由于每个学前儿童的体质条件、营养状况、家庭的教养方式、健康现状等方面的差异,不同学前儿童的运动承受能力是不同的,因此,在组织活动时,要随时观察学前儿童的反应,对体质较弱的学前儿童要格外关心,降低要求,如发现异常,要分析原因,并做适当调整。心脏病及肾脏病患儿一般不宜进行锻炼。

5. 注意准备活动和整理活动的组织

锻炼前的准备活动和运动结束时的整理活动是进行一般性体育项目所必需的。锻炼前做适当的准备活动,使运动量逐渐增加,对于逐步提高心血管系统的活动水平、消除肌肉及关节的僵硬状态、减少外伤的发生是有益的。而在大运动量的锻炼以后,为了使躯体和内脏比较一致地恢复安静状态,必须进行一些整理活动逐步减轻运动量,通常可为学前儿童选择慢跑、散步、放松体操达到这一目的。

6. 注意运动与休息的适当交替

学前儿童的神经系统和运动系统都易产生疲劳,锻炼过程中必须安排适当的休息,避免因运动时间过长而导致身体机能不能及时恢复,防止因生理负荷过重而引起的运动创伤。

三、学前儿童体育锻炼的基本途径及卫生要求

学前儿童体育锻炼的基本任务是增强学前儿童体质,发展基本动作。体育锻炼的形式以游戏为主。

(一) 体育活动

(1) 学前期的体育活动,应着重发展学前儿童大肌肉群的协调运动能力,多进行增强背肌、颈部肌肉、肩胛带和腹肌的运动,以及提高学前儿童的心肺机能、增强身体的平衡性和反应的灵活性方面的运动。由于学前儿童骨骼、肌肉和韧带较为柔软,因此在组织体育活动时,应注意培养学前儿童正确的姿势。

(2) 体育活动的内容因年龄而异,体操、户外自由活动、体育游戏等对学前儿童的身体锻炼都有好处。

(3) 学前儿童的体育活动应有合适的运动量。运动量过大或过小,对学前儿童身体发展都不利,而在适宜的时间范围内,低强度、高密度、形式多样化的活动有利于达到锻炼目的。

（4）学前儿童体育活动所用设备和器具在材料性质、内部构造及大小比例等方面都应符合学前儿童的身心特点及其他卫生要求。

（二）利用自然条件的锻炼

1. 利用空气的锻炼

空气锻炼既可使学前儿童呼吸到新鲜空气，又可增强机体对外界环境的适应能力。当学前儿童身体暴露在空气中时，体内外温差对身体构成刺激，皮肤血管收缩调节散热。空气锻炼的目的就在于加强学前儿童身体对寒冷的反应性。

（1）空气锻炼必须掌握的原则

① 暴露皮肤。当学前儿童裸身时，人体对气温变化更为敏感，而穿衣不易达到空气浴锻炼的目的。

② 在无风的正常气象条件下进行。对健康人来说，空气大致可分为温暖的（20～27℃）、凉爽的（14～20℃）和偏冷的（7～14℃）。人体对空气的感觉不仅仅决定于空气的温度，还与气湿、气流有关。风吹时增加了身体的散热，与无风时的强度不同。学前儿童的适应力、抵抗力都较低，空气锻炼宜在无风的正常气象条件下进行。

③ 注意年龄特点及个体差异。年龄较小、体质较差、营养不良者开始锻炼时要特别谨慎。

④ 从气温较高时开始锻炼。气温越低、时间越长，刺激越大，对于学前儿童来说，必须遵守循序渐进的锻炼原则，故宜从气温较高时开始。

（2）空气锻炼的具体做法

① 户外呼吸新鲜空气。

② 空气浴。空气浴最好从夏季开始，这样机体能较好地逐步适应热、温、冷空气。空气浴宜选择在绿化好、日光直射、空气清新的场所进行。空气浴的气温，对于3岁以下的婴儿来说应不低于15℃，对于3～6岁的学前儿童来说应不低于12～14℃。每次空气浴的持续时间依个体特点而定，从几分钟到长于1小时不等，冬季20～25分钟左右为宜。锻炼时，除体质较差的学前儿童穿上背心外，其余学前儿童均只穿短裤，以不起"鸡皮疙瘩"为宜。

2. 利用日光的锻炼

（1）气温在22℃以上无大风时均可进行日光浴，应避免日光照射过强，夏季可在上午8～9时进行。

（2）学前儿童应头戴凉帽及暗色防护眼镜，让胸部、腹部、后背、四肢均匀地接受日光浴，每面1～2分钟，每次日光浴时间以25～30分钟为宜。

（3）由于日光锻炼对机体的作用较空气浴强，故进行时必须注意学前儿童的反应,一般在开始直接日光浴前,先进行 7～10 天的空气浴。

(4) 学前儿童也可结合游戏、玩耍进行日光浴。

(5) 日光锻炼时应注意饮水;空腹和饭后 1 小时内不宜进行;注意学前儿童睡眠、食欲、情绪等是否良好,反应不良者可出现精神萎靡、头晕头痛甚至血压改变。

3. 利用水的锻炼

(1) 在同样温度下,水对体温的调节影响比空气更大,因水导热性强,约为同温度空气的 28～30 倍,它能从体表带走大量的体热。健康学前儿童在水温低于 20℃时感觉到冷,水温 20～32℃时感觉到凉,水温 32～40℃时感觉到温,40℃以上时感觉到热。利用水进行锻炼,开始时宜从温水逐渐过渡到冷水。

(2) 身体受冷水的刺激后产生的反应分为两个阶段。冷水作用于体表,立即引起皮肤血管的急剧收缩,血流入内脏,引起血压上升和心脏激烈地活动,皮肤苍白,感觉寒冷,这是第一阶段。经过 0.5～1 分钟,由于体内激烈地产热,皮肤血管重新舒张,血液又流向皮肤,皮肤由苍白转为发红,并发热,这为第二阶段,一般称为“主动充血期”。但当冷水作用时间过长,皮肤颜色又变得苍白,出现“鸡皮疙瘩”,或因血管张力低下,血流迟缓而口唇发青,全身发冷,出现“第二次寒战”,这表明寒冷作用过强。锻炼过程中不能使学前儿童出现第二次寒战。患心脏病、肾脏病、贫血及风湿病的学前儿童禁止冷水锻炼。

(3) 利用水的锻炼方式包括以下几种:

① 冷水洗脸、洗手脚,适用于 2 岁以上的学前儿童。开始水温 34～35℃,两周内逐渐降到 25～26℃,夏天可降到 16℃。长期坚持冷水洗脸、洗手脚,能加强体内血液循环,特别是能提高鼻腔黏膜对冷刺激的抵抗力,预防感冒。

② 擦浴。这是最温和的水锻炼,适合于体弱者及年龄较小的学前儿童。开始前最好先有两周时间的干擦准备,即用柔软的厚毛巾分区轻轻摩擦全身,到发红为止,但要防止擦伤皮肤。擦时应将上肢、胸、腹、背、下肢等部位轮流擦到,每擦一次均以另一条干毛巾吸干,然后干擦至皮肤发红,总时间约为 6 分钟。

③ 淋浴。淋浴是较强烈的冷水锻炼,因其既利用了水的温度,又利用了水的冲力,刺激性强。水温在开始时为 33℃左右,以后逐渐降至 28～20℃。淋浴时可先用湿毛巾擦遍全身,再依次冲淋上肢、背部、下肢、胸、腹等部位(但不宜用冲击量较大的水流冲淋头部),边淋边擦,时间约为 20～40 秒钟;淋后用干毛巾擦干,使皮肤发红。学前儿童如有寒战、躲闪、面色苍白等情况,应立即停止锻炼或适度调高水温。

④ 游泳。游泳是全面的锻炼。游泳可在气温 25℃、水温不低于 23℃、晴朗

无风的天气进行,空腹及饭后 1.5 小时内不宜游泳。初次下水的时间不要超过 5 分钟,以后可逐渐延长至 15 分钟。学前儿童离开水后要立即擦干全身,穿好衣服,并做些跑步、跳跃动作。游泳要特别注意安全,学前儿童必须有教师带领,一般在水质较好、水温较高的浅水区进行,禁止在受污染的水域游泳。

复习与思考

1. 制订一日生活日程的依据有哪些?

2. 执行生活制度应注意哪些事项?

3. 在幼教中,如何利用优势兴奋法则、镶嵌式活动原则、动力定型? 举例说明。

4. 托幼机构体育教学活动的卫生学原则是什么?

5. 托幼机构的书写、唱歌、阅读活动要注意哪些卫生要求?

6. 利用自然因素实施的体育教学包括哪些内容? 如何实施?

第七章　托幼机构的环境卫生

托幼机构的物质环境,主要包括园内的建筑物以及室内外各种设施、设备与用具。为学前儿童提供一个良好的、符合卫生要求的物质环境,是保证学前儿童正常的生长发育和健康发展的基础,也是做好托幼机构保教工作的重要前提。

托幼机构的物质环境建设,必须以保证学前儿童健康、促进学前儿童发展为目的,从安全、保健、教育等基本点出发,创设出既符合学前儿童发展水平,又能促进学前儿童身心健康发展的最佳环境,使学前儿童能在园所中安全、健康、愉快地进行生活、游戏和学习。

第一节　托幼机构的规划与建筑卫生

一、托幼机构的规划和建筑设计

(一) 托幼机构的规模要适宜

在新建居民区或在旧居民区内设置托幼机构时,应考虑托幼机构的合理布局,按照卫生要求进行规划,将该地区的近期状况和远期发展结合起来。根据我国城市规划暂行定额指标和规定草案,在规划城市托幼机构时,托幼机构适龄儿童的参考指标为该地区总人口的 10% 左右。每个托幼机构的服务半径是根据学前儿童的体力特点和生活、教育上的需要而确定的,一般要求不超过 300~500 米。托幼机构的规模不宜过大,一般不超过 360 人。幼儿园每班幼儿人数一般为:小班(3 周岁~4 周岁)25 人,中班(4 周岁~5 周岁)30 人,大班(5 周岁~6 周岁)35 人,混合班 30 人。寄宿制幼儿园每班人数酌减。托幼机构的规模过大,在教育和卫生方面都不易管理,特别是在发生传染病时难以控制。

（二）园址的选择和园内的布局

学前儿童正处于生长发育阶段，废水、废气和噪音会对学前儿童正常的身心发育和健康带来很大的危害。不少研究表明，生活在大气污染（废气中影响较大的是二氧化硫、二氧化氮和飘尘等）较严重的工业区的儿童，呼吸道感染，尤其是上呼吸道感染而引起的疾病的患病率明显高于对照地区。许多研究资料表明，噪声不仅能损害儿童的主观听觉，而且会使中枢神经的调节功能紊乱，导致全身性机能失调，如肠胃功能紊乱、心跳加快、血压波动，产生慢性疲劳和情绪烦恼等。在选择托幼机构的园址时，应尽可能避免或减少"三废"对学前儿童的影响。托幼机构的园址应选在居民区适中的地方，使学前儿童入园方便，途中安全。托幼机构所在的地段应是空气清新流通、阳光充足、绿化较好的地段，应避免将托幼机构设在有空气污染或有强烈噪声的工厂附近，也应避免设在火车站、市场和交通繁忙的大街附近。为了减少尘埃，避免发生交通事故，托幼机构园舍应离开街道边线 15～20 m 以上。为了预防地震和其他事故的发生，托幼机构不应设在高层建筑群之间，托幼机构不得有高压线穿过。托幼机构的场地应该平坦，并有良好的日照。场地要求地下水位较低，土质以沙砾土为好，容易渗水，吸热性强，易于绿化。园内应有足够的绿化、体育活动、户外活动和休息的场地。托幼机构的绿化面积不少于 30%。绿化能改善园内的局部小气候，如降低气温、增加空气湿度、降低风速、减少尘埃、减低噪声等，还能美化托幼机构的外环境。

托幼机构各班应有单独的室外活动的场地，面积不小于 60 平方米。这样，当园内发生传染病时，便于进行班间隔离，有利于控制传染病的进一步传播。各班的活动场地的地面应是草地或地毯、塑料铺垫的地面，相互之间可以由篱笆、树木或道路隔开。在不具备这种条件的托幼机构中，可实行各班轮流使用同一场地的制度。

为了适应学前儿童的体力负担，又便于学前儿童去户外活动，托幼机构的建筑一般以平房或二层楼房为宜。小、中班可安排在一楼，大班可安排在二楼，或者大、中、小班的活动室均安排在一楼，卧室和公用的音体室等安排在二楼。为了便于学前儿童上楼，楼梯的每一踏步的高度应小于 12 cm，楼梯应有一定的宽度，两侧都应安装适合学前儿童身体高度的扶手。

托幼机构的主体建筑物应有较好的日照和朝向，并与附近的建筑物保持一定的距离。从全国各地日照条件看，良好的朝向基本上是南向，冬至日底层满窗日照不小于 3 小时。一般来说，在西、北两个方向，与邻近建筑物的距离不得小于最高建筑物的 1.5 倍；在东、南两个方向，则不小于最高建筑物的 2 倍。附属建筑物，如医务室、隔离室、贮藏室、厨房等，应与主体建筑物分开。厨房与主体建筑物不宜距离太远，应有能遮雨的走廊将两者相连接，并有通向街道的单独出口。

二、托幼机构的房舍

（一）托幼机构房舍的配置及其卫生原则

1. 托幼机构房舍的配置

托幼机构的房舍通常分为生活用房、服务用房和供应用房三大类。

托儿所的生活用房主要包括乳儿室、喂奶室、配乳室、卫生间和贮藏室等。幼儿园的生活用房主要包括活动室、寝室、卫生间、衣帽贮藏室、音体活动室等。托幼机构的服务用房主要包括医务保健室、隔离室、晨检室、教职工办公室、资料室、会议室、值班室、传达室以及教职工厕所、浴室等。托幼机构的供应用房主要包括幼儿园厨房、消毒室、烧水间、库房等。

2. 托幼机构房舍配置的卫生原则

托幼机构的房舍配置，除了需要考虑适合于不同年龄阶段学前儿童发展的特点以外，还应该遵守以下几个基本的卫生原则：

（1）房舍建筑本身应安全、牢固；

（2）房舍的配置要能保证学前儿童的安全以及身心的健康发展；

（3）房舍的配置要便于控制传染病在园所内蔓延或流行。

托幼机构房舍的建筑设计以及卫生安全要求，可参照我国住房和城乡建设部于2016年4月20日颁布的《托儿所、幼儿园建筑设计规范》等有关文件和规定。

（二）托幼机构生活用房的卫生要求

1. 活动室

（1）活动室应宽敞

按我国住房和城乡建设部规定的建筑设计指标，幼儿园生活单元房间的最小使用面积，活动室不少于70平方米，当活动室与寝室合用时，其房间最小使用面积不应小于120平方米，活动室室内最小净高3米。

（2）活动室应采光充分、照明良好

采光，又称自然采光，是指以日光为光源来获取视觉效果的方法。照明是指用人工光源获取视觉效果的方法。采光和照明的目的，是为了形成良好的视觉环境，保证安全和用眼卫生。活动室要做到光线充足，就要保证采光充分。这不仅能减少学前儿童的视觉疲劳，预防和减少近视，还会影响到学前儿童的心理状态，使学前儿童感到舒适和心情愉快。适宜的自然光线，还具有杀灭细菌、净化空气、促进学前儿童新陈代谢的功能。当遇到阴雨天或早晚间活动时，由于自然采光不足,这就需要使用人工照明来调节室内光线。

活动室采光和照明的卫生要求主要有两个方面:一是应使室内各桌面、黑板面有足够的照度(照度是指光线的明亮程度),照度充足,眼睛就看得清楚,不易产生视觉疲劳;二是应做到光线均匀,光质柔和,避免产生眩光和阴影,以保护学前儿童的视觉机能。

活动室的采光状况与照度,主要取决于窗户的面积大小,通常用采光系数来衡量。采光系数是室内桌面一点的照度与同时间室外开阔地天空散射光的水平照度的比值。一般来讲,活动室采光系数的最低值不低于2.0%,窗地面积比(窗户的透光面积与室内地面面积之比)不低于1:5。窗高(窗的上缘距地面)不低于2.8 m。为了使学前儿童能在室内向外远眺,窗台距地面的高度应为50~60 cm。此外,窗户玻璃的清洁度、窗外是否有遮挡物、室内墙壁的颜色等方面的因素也会对室内的采光状况与照度产生一定的影响。为了保证活动室内具有充足的采光与照度,活动室的窗户应尽可能开设多些、大些,窗户的玻璃应尽可能擦得明亮些,窗外尽可能没有高大建筑物或树木等的遮挡,室内的墙壁、天花板以及家具等,也应尽可能选用浅色的涂料。同时,为了避免眩光和日光的直射,还应采取相应的遮光措施。

活动室宜采用日光色光源的灯具照明,照度值应以 300LX(勒克斯)为宜;若使用荧光灯照明,应尽量减少闪效应的影响。

(3) 活动室应通风良好

通风的目的是通过空气流通,引进室外的新鲜空气,排出室内因呼吸等原因而产生的污浊空气,并调节室内的温度与湿度,以保证室内有适宜的微小气候。将污浊的空气排出,引进室外新鲜的空气,叫作换气。

学前儿童的需氧量较大,对疾病的抵抗能力较差,如果活动室的空气较浑浊,含氧量不足,对身体有害的空气成分高于限度,再加上闷热以及湿度过大或过小,都有可能造成学前儿童机体缺氧,引起学前儿童疲劳、精神不振、注意力不集中等,而且,也较容易导致某些疾病的传播,影响学前儿童的生长发育和健康。因此,合理的通风换气,是保证室内空气清新、适宜的条件,这对于保证学前儿童身心健康十分重要。

活动室通风的形式主要有两种,一种是自然通风,即利用自然风力、气流的通风形式;另一种是人工通风,是指利用电风扇等电器产品进行通风的方法。活动室的通风应以经常敞开窗户这一主要的形式来实现。把窗户全部打开,一般10 分钟左右就可换气一次。为了加强自然通风,通风窗应有足够的面积,最好能对侧设窗(如外墙窗、门上窗、走廊窗、内墙高窗等),以形成空气对流,便于迅速换气。在活动室和卧室内应安装专为冬季(包括秋末、春初)通风用的小窗,最好是在大窗的上部安装风斗式小窗。通风小窗的窗口总面积应为地面积的1/40～1/50。通风小窗的结构和装置应便于开关和使用。

为了保证室内空气新鲜,活动室应建立起每日合理的通风制度:学前儿童入园前、到户外活动时、进寝室睡眠时以及离园时打开所有窗户通风换气;学前儿童在室内活动期间,应根据季节的不同以及活动室窗户的具体设置情况,定时开启全部或部分的窗户通风换气,同时,应避免让学前儿童在穿堂风中活动。通风换气时间的长短,可根据室内外气温的具体状况来决定。一般而言,若室外和室内温度相差较大,通风换气的速度就相应较快,这时,通风换气的时间可以相对短一些;反之,则应相对长一些。

(4)活动室的地面应保暖、防滑

活动室的地面宜为暖性、弹性地面,其中以铺设木制的地板为佳,这样有利于保暖、防潮和打扫,而且地板具有一定的弹性,学前儿童活动时比较安全。

(5)活动室的其他卫生要求

活动室的墙角、窗台、暖气罩、窗口竖边等棱角部位必须做成小圆角。活动室电源插座安装的高度不应低于1.8 m。

活动室应用低温热水集中采暖,供暖的散热器必须采取防护措施。采用局部式采暖时,一定要采取适当的防火措施以及相应的通风与排烟措施,以防火灾以及有害气体等对学前儿童机体的影响。

2. 寝室

寄宿制幼儿园以及有条件的全日制托幼机构最好单设学前儿童寝室。寝室的窗户上应配置颜色较深的窗帘,以利于学前儿童午睡。地面最好铺设木制地板,以增加保温性。在冬季采暖设施方面,其安全与卫生的要求与活动室的要求基本一致。寄宿制幼儿园的寝室,还应设置夜间供保育员巡视时用的照明设施。

寝室内应保持整洁与安静,经常开窗通风,保持空气流通与新鲜,即使在较寒冷的冬季,也应在学前儿童进入寝室进行午睡前,开窗换气10分钟左右。

如果是开窗睡眠,应避免穿堂风或让风直吹到学前儿童的身上。学前儿童起床以后,应将自己的被子掀开,把贴身的部分暴露在外面,然后离开寝室;保教人员应开窗,通风换气约10分钟以后再将被子叠起,以保证学前儿童的健康以及寝具、寝室的卫生。有条件的托幼机构,可以在寝室里安装紫外线灭菌灯,以便于经常进行室内的空气消毒,尤其是在传染病流行期间,其所起的作用将更加有效与重要。

3. 卫生间

卫生间是学前儿童进行洗漱以及排泄的生活用房。卫生间应临近,盥洗和厕所应分间或分隔。炎热地区的托幼机构,各班的卫生间内还应设置冲凉浴室。保教人员不得使用学前儿童的厕所。若保教人员的厕所设置在学前儿童的卫生间内,应与学前儿童的厕所分隔开。

卫生间的地面应为易清洗、不渗水并防滑的地面。卫生间中应有直接的自然通风,并始终保持通风与干燥。卫生间内应设有专门的污水池,用于冲洗抹布或倒污水。

由于学前儿童的身材较矮小,动作能力的发展还较差,因此,学前儿童的盥洗设备与厕所设备的大小、高矮以及结构、种类等的选择,均应适合于学前儿童的身材特点以及能力发展水平。例如,年龄较小的学前儿童可以使用儿童便盆,小婴儿使用的便盆最好放在便盆架上,以防婴儿坐盆时会歪倒;年龄较大的学前儿童可以使用宽窄与高矮都较合适的蹲式便池或坐式便器;男学前儿童可以使用低矮的小便池。学前儿童应使用水龙头的流动水洗手,故水槽的宽度、高度以及水龙头的高度等,也应与学前儿童的身材相适应,以便学前儿童能较容易地进行盥洗。每个水龙头旁边可以放置一块肥皂或悬挂一个肥皂袋,供学前儿童洗手时使用。盥洗室内学前儿童使用的镜子以及放置盥洗用具的柜子和架子等,其高度与大小也应适合于学前儿童的身材。卫生间内的各种设备与用具应经常进行必要的清洗和消毒。

三、托幼机构的室外环境

托幼机构的室外环境,除了道路用地外,主要指绿化带和室外活动场地。

(一)托幼机构的绿化

托幼机构的绿化非常重要。首先,绿化能改善托幼机构内局部小环境的气候,减少尘土、废气、噪音等有害物质对学前儿童的危害,使空气得到净化。绿色植物通过光合作用,具有吸收二氧化碳、释放氧气的功能,因而能使空气变得清新,含氧量增高。许多绿色植物具有吸收有害气体以及明显的阻留、吸附尘土的作用和能力;绿色植物对于声波还具有一定的吸收和反射的作用,能有效地减弱噪音的强度。进行适当的绿化,还有助于调节气温、湿度以及风速。其次,绿化能起到美化环境的作用,有利于学前儿童产生愉悦的情绪,怡情养性。再者,在烈日炎炎的夏季,学前儿童还可以在浓荫下进行活动和纳凉,有助于夏季开展户外活动。此外,托幼机构还可以利用绿化带,引导学前儿童认识各种树木与花草,培养学前儿童对大自然的兴趣以及热爱大自然的情感。为此,托幼机构应尽可能地扩大园所内的绿化面积。

在托幼机构的绿化带中,可以种植一些树木、花草以及常见的农作物,但要避免种植有毒、带刺、有飞絮、病虫害多、有刺激性的植物,以免伤害学前儿童。在种植的树木与花草中,最好既包括常绿树,又包括落叶树,以便园所内一年四季都能见到绿色,同时又能体会到季节的变化。有条件的托幼机构,应铺设一定面积的草坪,以便学前儿童在草坪上追逐和玩耍。

(二) 托幼机构的室外活动场地

托幼机构的室外活动场地,主要是供学前儿童进行户外游戏和体育活动时使用。

托幼机构应设置各班专用的、靠近各自活动室的室外活动场地,每班活动场地的面积不应少于 60 平方米,各活动场地之间宜采取相应的分隔措施;在传染病流行期间便于班级之间的隔离,以控制传染病的蔓延。如果托幼机构的室外活动场地不足,各班可以有计划地采取轮流使用室外活动场地的方式,这样便可以充分地提高室外活动场地的使用率。

托幼机构还应有全园共用的室外活动场地。共用的活动场地既应包括可供节日或全园师生活动时使用的面积较大的活动场地,也应包括可设置大中型学前儿童运动器械、嬉水池、沙坑以及 30 米长的直跑道等活动场地。

如果托幼机构的场地较为宽敞,在场地的边缘,还可设置一些凉亭、回廊、坡缓的小山坡等,便于学前儿童休息和满足学前儿童各种活动的需要。但同时也应注意,不宜把户外空间塞得过紧、过满,以防影响学前儿童自由地奔跑与活动。

学前儿童室外活动场地的地面设施最好有多种类型,如水泥地、泥沙地、草地等。水泥地平整、便于清扫、雨后容易干,较适合于开展各种游戏活动;泥沙地弹性较好,具有一定的缓冲作用,学前儿童在上面奔跑和跳跃时较安全,适合于开展学前儿童体育活动;草地美观而柔软,能深深地吸引学前儿童,有利于学前儿童在上面自由玩耍。

第二节 托幼机构常用设备与用具的卫生要求

托幼机构的各种设备与用具,是学前儿童生活以及开展各种活动所必需的物质条件;为了保证学前儿童的身心健康与发展,这些设备与用具必须适合于学前儿童的年龄特点,符合基本的卫生要求。

托幼机构中的设备与用具,无论是哪一种,都必须具备基本的卫生要求:使用安全,便于清洗与消毒,结构设计以及在环境中的设置较合理。

一、学前儿童玩具的卫生

玩具是学前儿童进行游戏活动的基本物质材料。托幼机构的玩具是为集体儿童所使用的,如果选购不当或管理不善,很容易引起学前儿童身体受损以及导致疾病的传播。因此,托幼机构在选购和管理玩具时必须符合卫生要求。

学前儿童玩具的基本卫生要求是:无毒、安全、牢固、耐玩、易于保洁与消毒、对学前儿童身心的健康发展能起到良好的促进作用。

(1)具体地说,在选购学前儿童玩具时,应重点注意以下几个方面:

① 要注意制作玩具的材料以及玩具表面的涂料是否含有毒性。例如在选择塑料玩具时,聚乙烯类的塑料是无毒的,玩具上所涂的颜料通常都含有一定的砷、铅、汞等有毒物质,在选购时应选购其含量低于卫生标准的产品,并要求学前儿童在使用时不要将玩具置于嘴中以及活动后要洗手。如果可能,最好在有色的颜料玩具外面,涂上一层透明的漆,以形成较安全、牢固的保护层,同时,还需注意颜料与漆都应是无臭无味、不溶于水的。

② 要注意玩具的安全性。例如玩具的表面应是光滑的,没有锐利的边和角,以免引起学前儿童外伤;玩具的大小与轻重应适合于学前儿童,过小的玩具则易造成异物入体,而过重的玩具则易造成砸伤;带子弹的玩具枪极易造成身体的伤害,也不能选购。

③ 要注意玩具的材料应便于保洁和消毒。一般宜选购塑料、橡胶、木材和金属制成的玩具。有些不能清洗的毛绒玩具,只能作为观赏使用,不能作为学前儿童的操作玩具。有些玩具如口哨、喇叭等吹响玩具,由于需要专人专用,因此,不适合在托幼机构中使用,否则有可能导致疾病的传播。

④ 要注意避免选购对学前儿童的身心健康有可能会造成不良影响的玩具。所选购的玩具,在外形和功能上应是能吸引学前儿童的,能引起学前儿童良好的情绪与情感感受的,并具有较好的教育作用。而不应选购容易引起学前儿童视觉、听觉、触觉不安的玩具或不利于正确教育的玩具,例如,不应选购看似可怕、恐惧的玩具;不应选购响声过大或过多有声响的玩具,以免产生过强的声音刺激,损伤学前儿童的听觉机能;不应选购手铐之类有碍于学前儿童心理健康发展的玩具。

学前儿童的玩具在使用一段时间以后应进行消毒,通常可以采用温水和肥皂清洗，或使用消毒液清洗，也可以根据玩具材料的性质采用蒸煮或日光曝晒等方法进行消毒。

（2）托幼机构应建立起玩具的使用与管理制度，其主要内容应包括：指导学前儿童正确地使用各种玩具，应实行经常性的消毒；对已损坏的玩具，应及时加以修理，无法修理的则应及时废弃不用；玩具在不使用时，应放在规定的玩具柜中加以保存。这样，既能保持玩具的清洁卫生，又能培养学前儿童爱护玩具、保持玩具清洁的良好习惯。

二、学前儿童教具、文具和图书的卫生

托幼机构常用的文具和教具有蜡笔、彩色铅笔、水彩笔、绘画颜料、绘画用纸、彩色纸、橡皮泥、图片、黑板、彩色粉笔、贴绒板以及各种直观教具等。

学前儿童使用的各种笔、绘画颜料、橡皮泥等不应含有毒物质，笔杆外的涂料应具有不宜脱落、不溶于水的特点，笔杆的粗细、长短以及轻重，都应适合于不同年龄阶段学前儿童手部肌肉、关节以及骨骼发育的特点，以便学前儿童使用起来较省力、自然和协调。

托幼机构的黑板最好使用磁性黑板，磁性黑板既平整、无裂缝、不反光，而且也方便使用与卫生。若使用一般性黑板，应尽可能用湿的抹布拭去不要的粉笔印迹，以免让学前儿童吸进粉笔灰，同时，也要注意粉笔颜色与黑板颜色之间的反差度以及避免反光，以便学前儿童能看得见和不刺眼。在使用贴绒教具的时候，也应注意贴绒板与直观教具之间颜色的反差度。

教师教学用的图片，其画面应较大，以便每名学前儿童都能看到；其色彩应明快、鲜艳与和谐，并具有一定的对比和反差。

儿童读物的文字、插图、符号等，要大而清晰，并且与纸张的颜色之间应有鲜明的对比，但色彩要协调和柔和，不要对视觉产生过分的刺激，所用纸张的质地也应结实、耐用，纸面光滑且不反光，字行间距不宜太近，书型、重量以及大小等均应适合于学前儿童使用。儿童读物应定期进行消毒，可以使用紫外线消毒，也可以在日光下进行翻晒。学前儿童读物如果有破损，应及时进行修补，残破严重和脏污的图书应及时废弃。

学前儿童在进行绘画或阅读儿童读物的时候，保教人员还应注意把握好学前儿童使用笔绘画以及使用眼看书的时间，不宜使学前儿童手部和眼部过于疲劳，同时，应帮助学前儿童学习和掌握正确的用笔姿势、看书姿势以及看书的方法。

三、学前儿童运动器械的卫生

托幼机构的运动器械有大中型的,如滑梯、秋千、转椅、荡船、攀登架、摇马、平衡板、投掷架等,也有小型的运动器械,如小三轮车、手推车、塑料圈、哑铃、各种球等。

学前儿童运动器械的卫生要求是:坚固、耐用、光滑,使用安全,高矮、大小、坡度等均适合于学前儿童的年龄特点,有利于学前儿童的身心健康与发展。在学前儿童每次活动以前,要仔细检查器械的关键部位是否安全,防止意外伤害。当发现运动器械有破损、脱落、生锈等现象时,应立即停止使用该器械,并及时加以处理,对器械定期进行检修,加强安全与清洁管理等。

四、学前儿童桌椅的卫生

学前儿童在活动室进行游戏、绘画、进餐等活动以及休息时都离不开桌椅。合适的桌椅,有助于学前儿童保持良好的坐姿,避免疲劳,预防近视和脊柱异常弯曲的发生。

学前儿童桌椅的大小尺寸、结构以及配置,应符合以下卫生要求:

(一) 学前儿童桌椅的大小、结构等,应适合于学前儿童的身材

(1) 椅高(指椅面前缘最高点距离地面的垂直高度)应与学前儿童的小腿长相适应,便于学前儿童在就座时,大腿与小腿之间的夹角基本上能保持在90°左右。这样,学前儿童的下肢便可着力于整个脚掌上,不会出现明显的压迫感,而且,下肢可以较自然地前后或左右方向移动。若学前儿童使用的椅子太高,学前儿童两脚就会处于悬吊状态,致使下肢的血管和神经受到压迫,而且,由于足部失去了支持力,学前儿童坐时会感到不舒服,因而便会很自然地将臀部前移或倾斜椅面,以致形成不稳定的姿势,使学前儿童容易疲劳或摔倒。椅子若太低,学前儿童大腿前部就会向上抬起,致使支撑学前儿童身体的面积减少,也容易引起学前儿童身体的疲劳。

(2) 椅深(指椅面前后的深度)应为学前儿童大腿长的 2/3～3/4,以便使学前儿童在就座时,大腿的后 3/4 部分都能置于椅面上。

(3) 椅宽(指椅面左右的宽度)应为学前儿童臀部的宽度再加 5～6 cm,以保证学前儿童臀部对于身体支撑作用的发挥。

(4) 椅背的高度应略高于学前儿童肩胛骨的下部,椅背的下端离椅面应留有一定的空隙,以便使学前儿童臀部能前后移动,椅背应适当地向后倾斜 7°左右。

（5）桌椅高度差（指桌面与椅面之间的垂直距离）应合适，以便学前儿童在就座时，两臂能很自然地平放在桌面上、背部能伸直为宜。桌椅的高度差若过大，会使学前儿童在就座时耸肩或单肩提高，易造成脊柱异常弯曲；若桌椅高度差过小，则会使学前儿童上体过度前倾，易形成驼背。

桌椅的重量应适中，便于学前儿童自己安全搬运；桌椅的颜色应选用浅色，但不应使用白色，因为白色的反光性较强，会对学前儿童的眼睛产生较强的光刺激，以致损伤眼睛。

学前儿童应使用平面桌，桌面的面积可大可小，可以两人坐，也可以四人坐、六人坐等。无论几个人共同使用一张桌子，在学前儿童进行桌面活动时，其采光的方向以及光线的强弱等均应符合基本的卫生要求。此外，桌子的下方不宜设有抽屉或横栏，以免影响学前儿童下肢的正常摆放与活动。

学前儿童的桌椅应经常擦拭。用于进餐的桌子，在每次使用前，均应使用专用的抹布进行擦拭并进行必要的消毒，以保证学前儿童进餐时的卫生。

（二）学前儿童桌椅的配置应以学前儿童的身高为依据

学前儿童桌椅配置的依据应是学前儿童的身高，而不是学前儿童的年龄，因此，每一个年龄班最好备有三种不同尺寸大小的桌椅。学前儿童身高相差10 cm以内者，可以使用同一尺寸大小的桌椅。同时，还应该注意根据学前儿童身高的变化，不断地调整桌椅，使之始终适应于学前儿童的发展与需要。

五、学前儿童床以及寝具的卫生

每名学前儿童应使用自己专用的小床。学前儿童床的大小、长短以及结构等，也应适合于学前儿童的身材。具体来说，学前儿童床的长度应为学前儿童的身长再加15～25 cm，床的宽度应为学前儿童肩宽的2～2.5倍。为了保证学前儿童睡眠时的安全以及便于学前儿童自己上下床，学前儿童床的高度一般为30～40 cm，不宜过高。床的周围应设有栏杆，在床的一侧可留有上下床的空隙。学前儿童使用的床不宜过软，最好是木板床或棕绷床、藤绷床，这一类床有利于学前儿童脊柱的正常发育。若睡眠室较小，或将学前儿童的睡眠安排在活动室中。为了方便学前儿童就寝，保证儿童的安全，托幼机构不宜使用双层床。

为了避免学前儿童睡眠时相互干扰、适当地控制疾病的传播以及便于保教人员在床间进行巡视和照料，学前儿童床的床头之间以及床与床边缘之间均应保持一定的距离。学前儿童使用的床应保持清洁与干燥，必要时可以放到日光下进行曝晒消毒。

学前儿童枕头的高低以及软硬程度，直接关系到学前儿童的健康，应选用较扁平些、较柔软些的枕头;过高或过低的枕头都会影响到学前儿童脊柱、颈椎的正常发育,也易引起学前儿童落枕。例如,过高的枕头有可能导致学前儿童脊柱异常弯曲或成年后患颈椎病;过低的枕头或不枕枕头,会使学前儿童头部过分后仰,造成颈前部肌肉压迫气管,从而影响学前儿童正常的呼吸以及头部的血液循环等。学前儿童枕头的软硬度也应适中,不宜过硬,也不宜过软,否则会影响到学前儿童头部的血液循环。

学前儿童应使用自己专用的寝具,如枕巾、被子和褥子等;寝具应选用纯棉制品,并经常进行必要的清洗和晾晒,不用时则应放置在干燥的橱柜中加以保存,以保证其清洁与卫生。我国南方的夏季比较炎热,可以在学前儿童的床上铺席子;学前儿童使用的席子以草席为宜,新购买的席子应用开水浇烫、晾干;学前儿童使用时,每天应用温水擦洗,以消灭或减少席中的有害生物。

六、学前儿童橱柜的卫生

学前儿童直接使用的橱柜主要包括玩具柜、文具柜、饮水杯柜、刷牙杯柜、衣帽柜、鞋柜等。橱柜的结构、高矮以及深度,应适合学前儿童的身材,以便于学前儿童自己取放和整理。

橱柜不应有尖锐的棱角,最好制作成小圆角;橱柜的表面应光滑,避免有木刺或钉子露出;橱柜应敦实,重心较低,以免学前儿童不慎将此推倒而造成伤害。如果可能,最好将橱柜设在墙内,这样既能扩大学前儿童活动的空间,又能避免学前儿童碰撞。

七、学前儿童饮食用具的卫生

学前儿童常用的饮食用具有碗、碟、匙、筷子、饮水杯等,其质料应坚固、光滑、无毒、易于清洗与消毒、不起化学反应、防烫嘴和手,其大小、重量以及结构等应适合于学前儿童手部发育的特点,便于学前儿童用手操作。

学前儿童使用的餐具,可以选用耐高温的塑料餐具、铁制餐具、瓷器或钢化玻璃食具等。如果使用搪瓷制品,必须注意瓷釉的制作特点以及瓷釉脱落的问题,以免伤害学前儿童。学前儿童使用的筷子宜选用圆柱体的竹制筷子或木制筷子,长度约 20 cm 左右,筷子的外表不要涂漆。如果学前儿童使用的饮食用具出现了破损,应及时更换,以免伤害学前儿童的肌肤或出现某些危险。

学前儿童每次进餐以后,用过的餐具应及时洗净并进行消毒。消毒的方法通常有煮沸消毒、蒸汽消毒、红外线消毒等。

八、学前儿童盥洗用具的卫生

学前儿童常用的盥洗用具有肥皂、毛巾、牙刷、牙膏、刷牙杯、洗屁股盆、洗脚盆等。除肥皂以外，其他的盥洗用具都应该专人专用。

由于学前儿童的皮肤比较娇嫩，保护机能较差，很容易受到损伤。因而，学前儿童使用的肥皂应选用刺激性较小的肥皂，例如中性香皂中含碱很少，较适合于清洁学前儿童的皮肤。

学前儿童使用的毛巾也应选用质地较柔软的棉织品，以免擦伤学前儿童娇嫩的肌肤；尤其是年龄较小的婴儿，更需格外注意。此外，毛巾不宜太厚，以利于学前儿童自己动手盥洗。寄宿制幼儿园中学前儿童的洗脸毛巾与洗脚毛巾应分开使用，女学前儿童还应有专用的清洗外阴的毛巾。学前儿童每次盥洗后，保教人员应将毛巾搓洗干净然后晾挂，以保持毛巾的清洁与干燥。托幼机构中一般使用毛巾架来晾挂毛巾。毛巾架应使每条毛巾之间保持一定的距离，以保证通风干燥和避免相互接触，并且应经常搬到室外，放在日光下进行曝晒消毒。

寄宿制学校，由于学前儿童需要在园里住宿，这就需要学校为学前儿童准备刷牙的用具和洗屁股、洗脚用的盆。

学前儿童应使用儿童型牙刷，这种牙刷的结构与毛的质量较适合于学前儿童。刷牙后，牙刷上往往会残留一些细菌，因此需彻底清洗干净，将其甩干，然后再把牙刷毛端朝上、牙刷柄端朝下放置于刷牙杯中，以保持牙刷的干燥。干燥的牙刷不利于细菌的生长与繁殖。学前儿童使用的牙膏最好选用含氟的牙膏，含氟的牙膏对于防止学前儿童龋齿具有一定的作用；但一定要提醒学前儿童将牙膏沫吐干净，不要吞食，以防学前儿童氟吞食过多而引起氟中毒。刷牙杯应定期进行清洗和消毒，牙刷应定期进行更换。

复习与思考

1. 托幼机构的活动室有哪些卫生要求？
2. 如何保证室内良好的自然采光条件？
3. 绿化的益处有哪些？
4. 托幼机构桌椅的卫生学要求有哪些？
5. 托幼机构选用玩具的卫生要求是什么？
6. 托幼机构使用的教具、学具的卫生学要求有哪些？

第八章 学前儿童的安全与急救

第一节 托幼机构的安全管理与安全教育

学前儿童正处于身体生长发育和心理的迅速发展时期,他们身体各器官系统发育不成熟;学前儿童知识水平低,缺乏生活经验和安全意识,缺乏自我保护能力,而且在学前儿童生活的环境中又存在着许多不安全的因素。因此,意外伤害已成为当代发达国家威胁儿童健康及生命的主要问题,是儿童的第一位死因,也是导致严重疾患和残疾的主要因素之一。2000 年世界卫生组织把意外伤害的预防列为人人健康全球战略的目标之一。

意外伤害是指突然发生的各种事件对人体造成的损伤,包括各种物理、化学和生物因素。20 世纪 40 年代,一些学者曾错误地认为:意外伤害是意料不到的事件,是不可预测的,也是不可避免的,不属于疾病的范畴,因而是无法控制的。然而,随着医学的发展,已经较一致地认为,意外伤害虽然是一种突然发生的事件,但也是一种疾病,既有其外部原因,同样也有内在的发展规律,采取适当的措施可以有效地预防和控制。

因此,托幼机构应建立起较完善的安全管理制度,保教人员也应有较高的安全意识和对潜在事故的预见性,提高警惕,关注学前儿童生活的每一细小的环节,若发现危险苗头,应及时加以处理,并能掌握初步的对紧急事故的急救处理方法。同时,教师还应对学前儿童进行必要的安全教育,帮助他们了解什么是危险、怎样避开危险及如何自救的粗浅知识,逐步培养他们自我保护的意识和能力。

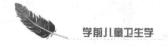

一、学前儿童发生意外事故的原因分析

（一）学前儿童运动机能不完善

自学前儿童学会独自走路时起，意外伤害事故便相伴而生。1 岁时，学前儿童学会了走路，但动作生硬、笨拙，头占身体的比例大而且重，常使学前儿童摔倒。学前儿童跌倒时四肢不会做出相应的调整，头面部便首当其冲成了跌打的对象。随着学前儿童年龄的增长、动作能力的提高，学前儿童受伤的部位扩展到了四肢。2～3 岁的学前儿童已行走自如，但跑步却不熟练，缓慢的反应速度，较差的平衡能力，较小的注意范围，常使学前儿童在跌跌撞撞的小跑中摔伤身体。3 岁后学前儿童的动作能力有了明显的进步，但相对水平仍然较低，有时也会出现摔倒的现象。

（二）学前儿童对危险因素缺乏认识

学前儿童认识水平较低，缺乏对外界事物的理解和判断，更不会推理事物之间的因果关系。因此，经常由茫然无知的行为引来意外伤害事故。如学前儿童突然从跷跷板上跳下挥舞木棍玩耍时，丝毫不考虑会对别人有什么危害等。像这样由于缺乏对危险事情的认识而发生的意外伤害事故，在托幼机构及家庭中比比皆是。

（三）学前儿童有好奇、好动、活泼、易冲动的特点

学前儿童具有强烈的好奇心，活泼好动，有时还会情绪激动和冲动，这些都有可能使他们忽略周围的环境因素，丧失理智和判断能力，从而出现各种事故。如学前儿童想看看窗台上的东西或窗外的情景，于是就站在小椅子上而导致不慎摔倒；当与他人争抢玩具时，拿起玩具向他人头上扔去或去推他人等。

（四）保教人员安全意识淡漠、安全知识贫乏、安全救助技能欠缺

在保育者人数不足、师生距离比较远的情况下，意外事故发生频率会提高。保教人员缺乏安全意识，或缺乏对危险事物的警觉性和应变能力等，都是一种安全隐患。研究表明，10：00～14：30 是托幼机构意外伤害发生的高峰期。原因是教师在组织幼儿活动后，思想由紧张状态进入放松状态，对学前儿童的安全监护有所松懈，而这时儿童正从兴奋期转入疲劳期，体力和自控能力明显下降。在对幼儿实施保教过程中，保教人员容易重视教学而轻视安全，贪图方便而忽略危险排除，最终因麻痹大意而导致学前儿童意外伤害事故的发生。

二、托幼机构的安全管理

托幼机构在意外事故的预防与安全管理方面应重点做好以下几个方面：

(一) 创设安全的环境,经常检查园内、班内的设备

1. 活动场所

室内地面最好采用地板,水泥地面应铺有草垫或地毯或设有围栏,让学前儿童有安全活动场所。椅角、桌角、墙角以圆角为宜,以免跌伤和发生碰伤。儿童出入的门应向外开,不宜装弹簧;在门缝处加塑料或橡皮垫,以免夹伤造成手指、脚趾骨折。窗户、阳台、楼梯应有栏杆,栏杆应采用直栏,高度不低于1.1米,栅间距不大于11厘米,中间不设横向栏杆,以免儿童攀越。活动场所应有安全通道和出入口,应有消防灭火装置和报警装置。幼儿园房舍应远离马路、江河、危险品仓库等,以免发生车祸、溺水等。水池、地下水管道、水沟的地面出口均应加盖,以免儿童失足落入。定期检修建筑物的设备和用具,发现问题要及时处理。学前儿童的一切设备要牢固、简单、安全、没有尖角和裂缝,运动器械如滑梯、攀登架、秋千、转椅等要经常检修。器械放置的位置必须安全,如器械之间、器械与墙壁或树干之间应有一定距离,太近了易发生意外伤害。

2. 生活用品

儿童睡床应有床栏,床栏插销应安在儿童摸不到的地方,以防坠床。热水瓶、热锅、家用电器、火柴、打火机、刀、剪等应放到儿童够不到的地方,以免发生烫伤、触电、割伤。室内如安装烤火炉应具有安全设施,如烟囱、小通风窗等,同时注意烟囱接头是否漏气,并定期清扫,以防堵塞而引起煤气中毒。炉旁应有围栏,暖气应加护罩,以免烫伤。室内电器插座应安装在儿童摸不到的地方,使用拉线开关或用插座绝缘保护罩;电线应用暗线,以免儿童接触。要经常检查电器、电线是否漏电。

3. 玩具

给儿童选择玩具除了根据年龄特点,还应符合安全要求。不给儿童体积小、锐利、有毒的玩具及物品,如珠子、扣子、棋子、别针、图钉、硬币、小刀、剪子等,以免塞入耳、鼻、口中,造成耳、鼻、气管及食管异物,或者引起刺伤、割伤及中毒等。大型玩具如滑梯、跷跷板、攀登架等,应定期检查是否牢固、有无损坏,损坏后要停止使用,及时维修;学前儿童在玩耍时要有成人在旁照顾或监护。易燃易爆物品不能让儿童玩耍,放鞭炮、放焰火时要防止炸伤儿童,预防发生火灾。

4. 食物

为防止发生食物中毒,应确实加强食品卫生管理。儿童食品应严格选择,保证新鲜无毒。有毒、腐败变质以及过期的食品不能食用,食物在运输、加工、储存、烹调时应严防污染变质。

（二）建立药品和危险物品的保管制度

1. 保健人员负责检查学前儿童用药的准确性

家长送处于疾病恢复期的孩子入园时，最好将药物亲自交到保健人员的手中，由保健人员检查、核准孩子所服药物是否对症，并登记用药儿童的姓名、性别、班级、药名、用量、服药的时间及次数，然后，再分送到各班，转交给代班教师，同时做好用药情况的说明。

2. 妥善保管学前儿童的药物

保健人员及保教人员应将学前儿童的药物妥善保存，放在学前儿童拿不到的地方，并按时、准确地给病儿喂药。

3. 教师要认真给学前儿童喂药

教师应监督学前儿童服药，并做认真记录，防止学前儿童不肯服药、乱服药或重复服药。

4. 危险用品应由专人管理

托幼机构的危险用品多是指有腐蚀性的、有剧毒的、易燃、易爆的物品或药品。它们通常是用于厕所清洁的化学药品，用于装修、维修的油漆、涂料，用于消毒的药品和杀虫剂等。这些物品应有专人保管，平时应上锁保存，使用时应有记录，用完的瓶罐应统一回收处理，切不可随便丢弃。

（三）建立学前儿童接送制度，防止走失

1. 加强对门卫的管理

托幼机构应选择做事仔细、有责任心的门卫，负责管理园所的大门。园所的大门应只在接送时间对外开放，其余时间一律关上，防止学前儿童溜出园外。非接送时间接学前儿童的家长，应出示证件，进行登记。到幼儿园办事的外来人员应先登记，在传达室等候，不得随便入内。

2. 建立班级的交接班制度

各班应建立严格的交接班制度，保教人员在工作时间不得擅自离开学前儿童，教师在带领学前儿童进行室外活动前以及活动之后均应清点学前儿童人数，防止学前儿童独自离开集体。

3. 建立并严格执行接送制度

为了学前儿童的安全，托幼机构应建立严格的接送制度，要求学前儿童的接送者必须是学前儿童的父母、祖父母或固定的接送人。如果临时改变接送人，应提前与教师打招呼，并带接送人来园与教师相认。除此之外的一切外人，都不得接走学前儿童。

教师应认真执行以上规定，每次应把学前儿童亲自送到家长手中。教师应

把好教室门,防止学前儿童擅自离开教室。

(四) 教师应在学前儿童一日生活的各环节中仔细观察,准确预见,发现危险因素,及时做出果断处理

开展保教人员安全教育,加强保教人员的安全意识教育。托幼机构要完成保育和教育的双重任务,保证学前儿童的安全是最首要的工作。托幼机构全体教职工应把学前儿童安全问题置于头等重要地位,加强责任感,强化安全意识,认真细致地做好工作,避免意外事故的发生;应进行安全基础知识和意外伤害急救处理的培训,防止学前儿童意外伤害的发生。

1. 防止小物品进入体内

小物品一般是指直径不足 2 厘米且圆滑的物品,如花生米、黄豆、米饭粒、珠子、棋子等。由于这些物品很小,学前儿童带在身上不易被发现,玩耍时如果误将其放入口、鼻、耳中,会造成异物进入体内,给学前儿童带来伤害或危险。这就要求教师在对学前儿童进行教育的同时,对学前儿童进行必要的检查。检查可在一日中的某些环节进行,例如入园晨检时、午睡前等;也可随时检查,发现苗头及时解决。

2. 室内外应防跌伤

当学前儿童进行户外自由活动及有组织的活动时,由于各种原因,可引起跌伤。因此,要求教师在组织学前儿童进行户外活动前,应检查器械和活动场地,清除活动场上的砖头、石块、碎玻璃、树枝等,然后检查学前儿童的衣服是否符合活动时的要求并采取相应的措施,如挽起过长的裤腿,裤腿过宽可用皮筋扎住,提醒学前儿童提裤子、系紧鞋带等。

跌伤不仅发生在室外,在室内也时有发生。活动区游戏中常因拥挤发生绊倒跌伤,争抢玩具发生摔伤,甚至学前儿童坐在椅子上,向后仰或向前倾也会发生摔伤后脑勺或摔伤下巴、嘴唇的事故。教师应使活动区尽量宽敞,少障碍物,并且要明察秋毫,发现危险的苗头时,应及时制止。

此外,在盥洗室内教师也应注意学前儿童的安全,防止学前儿童跌倒、滑倒而造成事故。

3. 防烫伤

给学前儿童的水和饭都须降温后端进室内。暖壶应放在学前儿童拿不到的地方,避免学前儿童直接接触,造成烫伤。寄宿制幼儿园在给学前儿童进行盥洗时,应注意倒热水的方式以及水温,以免不慎烫伤学前儿童。

4. 及时发现睡眠中出现的问题

学前儿童蒙头睡觉或在被子里玩弄物品,有时也会导致危险,因此,保教人

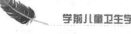

员在学前儿童睡觉的过程中也要注意观察学前儿童。

三、托幼机构的安全教育

学前儿童的身心正处于逐步发展的阶段,缺少生活经验和常识,自理能力也较差,虽然教师和家长在竭尽全力小心翼翼地呵护他们,以尽量减少事故的发生,但我们应该清楚地认识到成人对孩子的保护毕竟是有限的,因此在关注和保护孩子的同时,更重要的应该是教给他们必要的安全知识,增强孩子的自我保护意识和能力。

(一) 对学前儿童进行安全意识教育,教育儿童遵守各种安全制度

教师可以通过安全教育活动,特别是通过游戏,使他们产生安全意识,自觉遵守安全规则;也可以通过新闻媒体报道、日常生活中的经历进行安全教育,培养他们安全和自我保护的意识。学前儿童安全意识教育主要有自我保护意识的教育、不要伤害他人意识的教育、遵守安全规则意识的教育。教师应利用各种途径进行安全意识教育,丰富学前儿童的社会经验,进而向他们提出一些安全规则,讲清原因,教育儿童遵守各种安全制度,养成良好的常规习惯,如教育学前儿童不能随便离开自己所在的班,有事必须先告诉老师得到允许后才能离开。教师要教育学前儿童在出入各室,上、下楼梯时不打闹、不拥挤,遵守体育运动、游戏的各项规则。教师还应教育儿童遵守交通规则,走路要走人行道,横过马路要走横道线,不能在马路上停留、打闹和玩耍等。

(二) 学前儿童安全知识与技能的教育

1. 知道玩电、玩火、玩水的危害性

教育儿童在距离水边较近的地方玩耍时要注意安全。教育儿童不玩火,不摆弄电器。在室外遇到雷雨时,不可在大树下或高大建筑物下避雨,以免遭雷击。不玩弄电源插座、插头、电线;不玩火柴、打火机;不在水池边玩耍,不私自下水游泳;不摸开水和煮开的汤;学习触电、起火、落水时自救的简单技能。

2. 养成不将东西放入口中的习惯

不捡地上的东西吃,不吞吃非食物的东西,不把钱币、玻璃球等小东西含在嘴里,不乱吃药。

3. 不携带危险物品

危险物品包括小刀、针等锐利的器具。

4. 知道外出活动时的注意事项

外出活动时注意安全,要整理好衣着,穿好鞋子,系好鞋带,以免活动时绊倒发生危险;不随意离开集体;不随便采摘花果、抓捕昆虫,以免中毒或被咬伤等。

5. 遵守运动和游戏规则

运动和游戏时,应按一定顺序进行,避免碰撞;掌握使用运动器械的正确方法,遵循安全规则,不做危险动作,不相互推拉;走路奔跑时要注意四周是否有障碍物等。

6. 防拐骗

不吃陌生人的东西,不要陌生人的钱物,不听陌生人的话,不跟陌生人走。不擅自离园出走,不单独外出,人多拥挤处要与大人携手同行。学会遇到坏人和走失时求救的方法。

7. 学习认识交通标识,遵守交通规则

过马路走人行横道,横穿马路不慌张,注意看清左右有无来车;不在街上乱跑;乘车时,不可将头、手伸出车外,要扶好车上的把手或系好安全带等。

8. 养成良好的饮食习惯

不吃腐败变质、不干净的食物,吃饭时细嚼慢咽,不打闹奔跑。

9. 学会打求救电话

求救电话包括 119 火警电话、110 匪警电话、120 医疗急救。

总之,学前儿童在每一生活环节和活动中都应注意遵守安全规则,不去危险的地方,不做危险的动作,并且学会简单的自我保护的技能和求救于成人的方法。

(三) 提高自护自救能力

根据学前儿童园常见的意外事故,设计专题教学活动,以生动、有趣的教学形式帮助学前儿童理解安全常识和掌握安全行为技能;同时,可以将自我保护的学习内容融入学前儿童喜爱的游戏活动之中,使学前儿童在轻松、愉快的气氛之中练习自我保护技能,发展自我保护能力。

教师应制订安全疏散演习计划,画出各班安全疏散线路图让学前儿童熟悉,并定期举行全园安全演习等。教师通过各种行之有效的方法,教会学前儿童防触电、防溺水、防火、防摔伤、防走失、防拐骗等自我保护的技能,使学前儿童学习实际的防危保安的本领,从而强化学前儿童的安全意识,提高学前儿童自护能力,防止各种事故的发生。

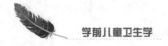

第二节 意外事故的处理与急救

学前儿童年幼无知,缺乏独立生活能力,各种感知觉及动作能力发育尚未成熟,识别危险的能力差,缺乏自我保护能力,加上好奇心强、活泼好动等,在日常生活中,如果成人一时疏忽,容易发生意外事故,如外伤、灼伤、气管异物、中毒、溺水等。教师掌握意外事故的急救处理方法,是非常重要的。

发生意外,在医学还未赶到现场时,需要采取一些急救措施。

急救的原则是:挽救生命,防止残疾,减少痛苦。

挽救生命:呼吸和心跳是最重要的生命活动。在常温下呼吸、心跳若完全停止 4 分钟以上,生命就有危险;超过 10 分钟则很难起死回生。所以一旦患儿的呼吸心跳停止,当务之急就是要立即实施人工呼吸、按压心脏等急救措施,抓住最初的几分钟到 10 多分钟时间,帮助患儿呼吸、心跳,以期恢复其自主呼吸,维持血液循环。

防止残疾:发生意外后在实施急救措施挽救生命的同时,还要尽量防止患儿日后留下残疾。

减少痛苦:意外事故造成的损伤往往是很严重的,常常给患儿的身心带来极大的痛苦,因此在搬动、处理时动作要轻柔,语气要温和。

一、呼吸、心跳停止

意外事故可能导致呼吸停止,心肺复苏术是在儿童没有生命迹象(呼吸或心跳活动)时,可以采取的一种急救措施。心肺复苏术通过胸外心脏按压和人工呼吸,使携带氧气的血液循环到脑部和其他重要器官,直至急救人员赶到,保持含氧血液循环,有助于防止脑损伤。脑部缺氧几分钟就会造成脑损伤,甚至死亡。

(一)人工呼吸方法

检查儿童的状况,确认没有严重出血。如果出血很多,先采取措施按压出血部位止血。在出血情况得到控制之前,不要进行心肺复苏术。

1. 开放呼吸道

使儿童取仰卧位,立即清除口腔内的呕吐物或异物,以防呼吸道阻塞,然后仰头托起下颌,以防舌后坠,使呼吸道有效开放。

2. 观察呼吸

使儿童呼吸道畅通后，观察呼吸是否停止，为确保儿童呼吸道的畅通，要将毛巾、小枕头、后小臂垫在儿童的脖子下，然后注意看看儿童胸部有无起伏，听听口鼻有无呼吸的声音，确认呼吸是否已经停止。

3. 口对口呼吸

救护者深吸气后，用口唇严密包盖于患儿口部，用一手拇、食两指捏住患儿鼻孔，用适当力量向患儿口对口吹气，当气体进入胸腔后开放鼻孔，停止吹气，使气体被动排出，每次吹气 1～1.5 秒，可见胸部有起伏即可，吹气与排气之间的时间比例是 1：2，吹气次数儿童为 20～40 次 1 分钟，婴幼儿 30～40 次 1 分钟。牙关紧闭者可采用口对鼻孔吹气，重复上述动作，直至小儿恢复呼吸。

人工呼吸时吹入学前儿童肺部的气体中含氧量为 16%，二氧化碳占 4%，对严重缺氧的学前儿童，16% 的氧可应急，4% 的二氧化碳有兴奋呼吸中枢的作用。

4. 观察确认胸部有无起伏

吹气后松开手，确认胸部有无起伏，如果有空气从儿童口中呼出，则说明人工呼吸方法是正确的，继续接着吹气 2 次后，用 5 秒钟确认有无脉搏跳动。

5. 等待救护

如患儿有微弱的自然呼吸时，人工呼吸应与患儿的自然呼吸节律相一致，不可相反，人工呼吸应持续至患儿呼吸恢复正常后或急救车到达。

注意：在向孩子嘴中吹气时不要过多或过于用力，因为儿童的肺容量较小，过度用力吹气有可能会损害儿童的肺。

（二）心脏按压或心脏复苏的方法

当患儿心跳停止，要立即采用心脏复苏的方法恢复心跳和血液循环。使病儿仰面躺在平直的木板或平整的地面上，背部必须为硬物支撑。

1. 0～1 岁儿童

诊脉部位：在肘内部和大腿根部诊脉。

按压手法：双手环抱患儿胸部，双手大拇指置于胸骨中 1/3 处，其余 4 指并拢，置于婴儿背部，拇指与其他四指相对同时挤压，深度约为 2 厘米，每分钟按压 100～120 次。

2. 2 岁以上儿童

诊脉部位：在喉结的横侧面诊脉。

按摩手法：用一只手掌的外缘处肉较厚的部分在儿童胸口处以每分钟 80～100 次的速度压迫，压迫程度以受压处在受压时陷入 2～3 厘米即可。

胸外心脏按压时，要垂直向下用力，挤压面积不可过大，用力不可过猛，以免引起其他意外。

在一般情况下,口对口人工呼吸和心脏按压需要同时进行,称为"心脏复苏"。做心脏按压的同时,还要口对口人工呼吸,吹气与按压之比,1人时吹一口气按压8～10次,2人时吹一口气按压4～5次,每间隔4分钟检查一次动脉搏动和自主呼吸的有无。

二、出血

不少意外事故的伤害可引起不同程度的出血。对于出血,特别是大动脉出血,首先应采取有效的止血措施,然后再作其他处理。学前儿童的血液量较少,如在短时间内失血过多,超过人体血液量的三分之一,就可危及生命。

(一)出血类型

1. 皮下出血

皮下出血多发生在跌倒、受挤压、受挫伤时,皮肤没有破损,只是皮下软组织形成血肿、瘀斑。一般外用活血化瘀的药,不久即可痊愈。

2. 外出血

外出血是指皮肤损伤,血液从伤口流出。外出血可分为毛细血管出血、静脉出血和动脉出血三种:① 毛细血管出血时,血液像水珠样渗出,多能自动凝固止血。② 静脉出血时,血色暗红,血液缓慢流出,较动脉出血易止血。③ 动脉出血时,血色鲜红,出血量多,呈节律喷射状,与心跳一致,时间稍长,就可危及生命,应立即止血,送伤者去医院抢救。

3. 内出血

内出血是指深部组织或内脏损伤时引起的出血。内出血时,体表没有伤口,无血液外流,但对伤者生命的威胁很大。伤者脸色苍白,出冷汗,手脚发凉,呼吸急促,心慌,脉搏细弱,怀疑有内出血应火速送医院抢救。

(二)止血方法

1. 加压包扎止血法

加压包扎止血法常用消毒纱布、干净毛巾、棉布等,折成比伤口稍大的垫子盖住伤口,然后再用绷带或三角巾加压包扎,以达到止血的目的,可用于毛细血管或静脉出血。

2. 指压止血法

指压止血法是指用手指或手掌等将出血的血管上端(近心端)用力压向贴邻的骨骼上,以阻断血流,达到暂时止血的目的。此法常用于紧急抢救时的动、静脉出血,不适用于长时间止血。

3. 止血带止血法

止血带止血法适用于大血管出血,尤其是动脉出血,一般在使用加压包扎无效时才使用此法,止血效果较好。使用此法时常用橡皮管、绷带、三角巾等。上止血带前,先抬高伤肢,帮助静脉血回流。看准出血点,在止血带与皮肤间垫上垫子,将止血带扎在伤口的近心端接近伤口处;止血带的松紧应适度,以摸不到远端的脉搏为宜。每隔15~20分钟,应放松止血带,以免组织坏死。如果出血停止,就不必再扎止血带;如仍出血,则放松30秒至1分钟后再扎上止血带。

三、骨折与脱臼

(一) 骨折

学前儿童在意外事故中容易发生骨折,以四肢骨折为多见。骨折分为闭合性骨折和开放性骨折,两者紧急处理不相同。骨折处理的正确与否,直接影响到骨折的愈合,若处理不当会造成肢体严重残废,甚至危及生命。

1. 症状

学前儿童的骨折常伴有剧烈的疼痛,骨折的肢体失去功能,骨折处肿胀、畸形。复杂性骨折除以上症状外,还可伴有血管、神经、肌肉的损伤,发生出血、骨折远端以下肢体麻痹等。

学前儿童发生"青枝骨折"后疼痛不明显,肢体仍能活动,易被忽视,骨折自愈后会形成畸形。

2. 急救处理

(1)急救的重点应是及时止痛、止血、防止休克,不要盲目地搬动患儿,特别是在可能伤及患儿的脊柱和颈部时更应小心,以免加重伤势,引起严重的并发症。

(2)固定骨折,确定是闭合性骨折后,可使用绷带和夹板,将骨折处上下关节都固定起来。上肢应采取屈肘固定,下肢应采用直肢固定。绷带不宜绑得过紧,时间不宜过长。四肢固定时,应露出伤肢的指尖和趾尖,以便观察血液循环,如出现指趾苍白、发凉、麻木、青紫等现象,表明夹板绑得太紧,应放松绑带,重新固定。在紧急情况下,如无夹板,也可用木棒、竹片、手杖等代替,下肢骨折也可将伤肢和健肢绑在一起进行固定。

(3)如是开放性骨折,在夹板固定以前应先止血,创面消毒处理,外露骨头应盖上无菌纱布,再用夹板固定,送医院治疗。

（二）脱臼

外伤、牵拉上肢或穿脱衣服用力过猛,常引起学前儿童脱臼,即骨与骨之间的连结完全或部分地脱离了原来正常的位置,正常的运动功能受到了限制。脱臼后肢体变形,如发生关节肿胀。脱臼后的紧急处理方法与骨折相似,不能胡乱搬动,止痛固定以后送医院处理。

四、烧（烫）伤

高温（如热水、蒸汽、火等）、电以及化学物质作用于学前儿童的皮肤和黏膜,会引起这些部位的损伤。

（一）烧（烫）伤深度分类

（1）Ⅰ度烧（烫）伤仅损伤皮肤表层,局部皮肤红肿,感到灼痛无水泡。

（2）Ⅱ度烧（烫）伤伤及真皮,局部除红肿外,并有水泡,疼痛剧烈。

（3）Ⅲ度烧（烫）伤伤及皮下组织、肌肉,痛觉消失。

（二）对于烧伤或烫伤的处理应注意以下问题

（1）消除烧（烫）伤的原因:

如果学前儿童是由于火焰烧伤的,则应立即脱去着火的衣服,如衣服和皮肤粘在一起时,切勿撕拉,只能将未粘的部分剪去,粘着的部分留在皮肤上,以后处理,并用冷水冲患处,防止烧伤范围的扩大。

（2）保护创面用清洁被单包裹,以免创面再污染。除轻度烧（烫）伤均应送医院处理。

（3）特殊处理:被化学药品烧伤时,一般损伤面应用大量净水冲洗;被碱烧伤,则可用弱酸性溶液如醋酸冲洗。但是,被石灰烧伤时,切忌用水冲洗,因为生石灰与水作用可放出大量热能,加重烧伤,这种情况可用干净纱布轻轻擦去石灰颗粒后再清洗。

五、急性中毒

引起学前儿童中毒的物品较多,出现的症状亦各有不同。常见的急性中毒包括食物、有毒植物、药物等。发生中毒的途径有三条:一是通过消化吸收中毒;二是通过呼吸道吸入中毒;三是通过皮肤、黏膜的沾染中毒。发生中毒后,首先要排出毒物,尽量争取时间,而不能等到送医院后采取排毒措施。因为早一分钟脱离毒物,就可使病儿少吸收一些毒物,对病儿的生命和治疗效果有极大的好处。

（一）煤气中毒

煤或炭在燃烧不完全时会产生一氧化碳,天然石油液化气也含有一氧化碳,一氧化碳与血液中血红蛋白结合,破坏了氧气的运输,使人体缺氧,这就是煤气中毒。冬季室内用煤炉取暖,若室内通风不良、烟筒漏烟、风倒灌等常可使人发生煤气中毒。

1. 症状

中毒轻者感到头痛、头晕、耳鸣、恶心、全身无力。中毒严重者呼吸困难,最后不省人事,如不及时抢救,可出现呼吸、心跳停止。煤气中毒特有的症状是中毒者的皮肤、嘴唇呈樱桃红色,这与其他疾病引起缺氧而表现为嘴唇青紫有明显不同。

2. 急救处理

（1）立即打开门窗,尽快将病人移至通风好的房间或户外,呼吸新鲜空气,同时注意保暖。

（2）呼吸、心跳已停止者,立即进行胸外心脏按压和口对口的人工呼吸,护送入医院。

（二）食物中毒

食物中毒是误食含毒的食物而引起的中毒,包括细菌性食物中毒、化学性食物中毒及有毒动植物中毒,其中以细菌性食物中毒为最多见。

细菌性食物中毒,多发生于天气炎热季节,主要由于食物在制作、储存、运输、出售过程中处理不当而被细菌污染,食用后引起中毒,常见的细菌有沙门氏菌、大肠杆菌、嗜盐菌等。另一种原因是食物被葡萄球菌、肉毒杆菌和链球菌污染后,细菌在食物中大量繁殖,释放出外毒素,食用后被肠道吸收引起中毒反应,这种被细菌外毒素污染的食物经高温处理后,细菌虽被杀死,但毒素未破坏,食用后仍可引起中毒。

1. 症状

食物中毒往往为短时间之内儿童食用同种食物,同时或相继发病,症状相似,先有恶心、呕吐、腹痛、水样便或脓血便,继而体温升高,迅速出现失水、酸中毒甚至休克。

2. 急救处理

急救时需要及时催吐、导泻、补液、抗休克等,应立即将患儿送医院进行抢救,并收集残留食物、呕吐物、排泄物并及时送医院检查。

（三）误服毒物

学前儿童误吃了有毒的东西,或乱吃了药片、药水等,要立即催吐、洗胃,以

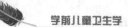

尽量减少有毒物质的吸收。

1. 洗胃的方法

只要病儿未处于昏迷状态，要耐心给孩子讲清道理，取得合作。可先让病儿喝些清水，再采用机械刺激的方法催吐。令孩子张大嘴，用筷子、匙柄或手指，轻轻刺激他的嗓子眼（咽弓和咽后壁），引起呕吐。反复喝水、催吐，直到吐出的全为清水，表明洗胃已较彻底了。

2. 兼有保护胃黏膜作用的洗胃剂

现场急救除可用清水洗胃以外，当遇到一些腐蚀性较强的毒物，为保护食道、胃的黏膜，可使用面糊、蛋清、豆浆、牛奶等清洗，既可达到洗胃的目的，又能保护胃黏膜。若误将碘酒作止咳药服用了，可用米汤洗胃。米汤中的淀粉与碘发生化学变化，可达到解毒的目的。催吐后，会吐出像蓝墨水一样的东西。然后反复喝米汤再催吐，直到米汤不变颜色为止。

3. 迅速送医院急救

若吃进毒物已过4个小时，毒物进入肠道，洗胃就没有用了。或病儿已昏迷，应速送医院处理。

4. 注意事项

在急救的同时，要收集病儿吃剩的东西、呕吐物，以及小孩口袋内的残留的有毒物质，以供医生检验毒物的性质，为进一步解毒、治疗提供依据。

六、异物入体

（一）鼻腔异物

学前儿童出于好奇，常把豆子、小珠子、纽扣、橡皮等较小的物品塞入鼻中，这不仅会影响呼吸，还会引起鼻腔炎症，甚至引起气管异物。此时，教师应仔细观察，及时取出异物。具体的方法是：深吸一口气，用手堵住无异物的一侧鼻子，用力擤鼻，异物即可排除。若异物未取出，切不可擅自用镊子夹取圆形异物，否则会将异物捅向鼻子深处，甚至落入气管，危及生命。因此，发现鼻腔异物应马上去医院处理。

（二）眼内异物

学前儿童眼异物最为多见的是小沙粒、小飞虫等入眼。异物入眼后，可粘在睑结膜的表面，进入睑结膜囊内，也有的则嵌在角膜上。对于不同的情况，应采用不同的方法。具体的方法是：让学前儿童轻轻闭上眼睛，切不可揉搓眼睛，以免损伤角膜。教师清洁双手后，方可为学前儿童处理。沙粒粘在眼结膜表面时，可用干净柔软的手绢或棉签，轻轻拭去。若嵌入眼睑结膜囊内，则需要翻开眼皮方能拭去。翻上眼皮的方法是：让学前儿童向下看，用拇指和食指捏住他的眼皮，轻向上翻即可。若运用以上各法不能取出异物，学前儿童仍感极度不适，有可能是角膜异物，应立即去医院治疗。

平时应注意培养学前儿童形成爱护眼睛的意识，不用脏手揉眼，不互相扔沙子，眼睛不舒服时应立即告诉家长或老师。

（三）外耳道异物

外耳道异物一般分为两种：一种是非生物异物，如学前儿童玩耍时塞入的小石块、纽扣、豆类等；另一种是生物异物，如小昆虫等。学前儿童外耳道异物可引起耳鸣、耳痛、外耳道炎症及听力障碍，应及时取出。学前儿童外耳道异物属非生物异物和水时，可用倾斜头、单腿跳跃的动作，将物品跳出。若无效，应上医院处理。切不可用小棍捅、用镊子夹，否则易损伤学前儿童外耳道及鼓膜。若外耳道异物为小昆虫，可用强光接近学前儿童的外耳道，或吹入香烟的烟雾将小虫引出来。若不见效，应立即上医院。

（四）气管异物

气管、支气管异物多见于5岁以下的学前儿童，学前儿童口含食物或小物件，哭闹、嬉笑时最易发生气管异物。学前儿童气管有异物时，会出现呛咳、吸气性呼吸困难、憋气、面色青紫等现象，此时情况紧急，应立即加以处理。若发生在年龄较小的学前儿童身上，可将其倒提起来，拍背。若发生在年龄较大的学前儿童身上，可让其趴卧在成人腿上，头部向下倾斜，成人轻拍其后背；或成人站在患者身后，用两手紧抱学前儿童腹部，迅速有力地向上勒挤。若仍不能取出，应立即送往医院处理。

（五）咽部异物

咽部异物以鱼刺、骨头渣、瓜子壳、枣核等较为多见。异物大多扎在扁桃体或其周围，引起疼痛，吞咽时疼痛加剧。咽部异物最好用镊子取出，切不可采用大口吞饭的方法，否则会使异物越扎越深，出现危险。若无法取出，应立即上医院处理。

七、虫咬伤

夏秋季节蚊虫增多，被蚊虫叮咬的机会也随之增多。学前儿童中较多见的有被蚊子叮咬、蜂类蜇伤、洋辣子刺伤。蚊子咬伤时可用清凉油、绿药膏、酒精、氨水等涂于患处。蜂和洋辣子刺伤时，伤口处疼痛红肿，此时可先用橡皮膏将皮肤中的刺粘出来，然后用肥皂水涂于伤处。人被黄蜂蜇伤，轻则伤处红肿、疼痛，重则有气喘、呼吸困难等症状。黄蜂毒液呈碱性，可在伤口涂弱酸性液体，如食醋。有气喘等过敏症状者,可服用扑尔敏、苯海拉明等,并送医院治疗。

八、惊厥(抽风)与晕厥

(一) 惊厥

学前儿童出现惊厥的原因很多,高烧惊厥较为常见,如患上感、流脑、中毒性痢疾等均会使学前儿童高烧,进而惊厥。此外,由于学前儿童缺钙而引起的手足抽搐,或患有癫痫、低血糖或中毒等也会引起学前儿童惊厥。学前儿童惊厥的表现通常是突然发作,意识丧失,头向后仰,眼球凝视,呼吸细弱且不规则,口唇青紫,四肢和单侧或双侧面部抽动,持续的时间可由1～2分钟到十几分钟甚至几十分钟不等。学前儿童惊厥后,成人千万不可惊惶失措,不可大声呼叫或用力摇晃、拍打学前儿童。对此,应采取以下措施:

(1) 让病儿侧卧,便于及时排出分泌物,防止异物入气管。同时,松开衣领、裤带,保持血液循环的畅通。

(2) 不要紧搂学前儿童,可轻按学前儿童抽动的上下肢,避免学前儿童从床上摔下。

(3) 将毛巾或手绢拧成麻花状放于上下牙之间,以免学前儿童咬伤舌头。但如果病儿牙关紧闭,无法塞入毛巾,不可硬撬。

(4) 随时擦去痰涕。

(5) 用针刺或重压人中穴,即唇沟的上三分之一处。

在急救处理的同时,应做好去医院的准备工作。当学前儿童发烧时,切忌包裹过严过厚,否则会使体温持续上升,导致惊厥。

(二) 晕厥

晕厥是短时间大脑供血不足而失去知觉,常因疼痛、精神过度紧张、闷热、站立时间过久等引起。晕厥发生前,病儿多有头晕、恶心、心悸、眼前发黑等症状,然后晕倒,面色苍白、出冷汗,但很快能清醒过来。幼儿晕厥时,应让其平卧,头部略放低,脚略抬高,以改善脑缺血状况,松开衣领、裤带。清醒后,喝些热饮料。一般经短时间休息后即可恢复。

九、中暑

日光长时间照射学前儿童的头部或天气过于暑热,可致使学前儿童中暑,从而出现头疼、头晕、耳鸣、眼花、口渴甚至昏迷。中暑时应采取以下措施处理:

(1) 将病儿移至阴凉、通风处,解开其衣扣,让其躺下休息。

(2) 用凉毛巾冷敷头部,用扇子扇风,帮助散热。

（3）让病儿喝一些清凉饮料，或口服十滴水、人丹等。

炎热的夏季，学前儿童户外活动时间应避开早 10 点至下午 2 点半，因为此时的阳光正处于最灼热的阶段，儿童可在树荫或屋檐下游戏，避免阳光直接照射，教师应提醒和组织学前儿童多喝水。

十、冻伤

冬季高发。学前儿童冻伤多为轻度冻伤，多见于耳朵、面颊、手、足等处，仅伤及表面，局部红肿，有痛和痒的感觉，可用冻疮药膏涂于局部。由于受冻处常易复发，不易根治，因此，平时学前儿童应注意不要穿过小的鞋子，洗手后将手仔细擦干，脚爱出汗的学前儿童应及时换掉汗湿的鞋垫或袜子，并注意经常按摩手、脚、耳、鼻等处。

十一、头部摔伤

学前儿童玩耍时摔伤头部，不为少见，有时出血，有时不出血。对此，应采取的措施如下：

（1）出血时，马上用一块清洁的纱布轻轻按压伤口，以达止血的目的，并及时送医院。

（2）摔伤后未见出血，成人要对学前儿童进行 24 小时的密切观察，如果出现以下症状应及时送往医院急救：① 受伤后有恶心、呕吐的现象；② 受伤后有过意识丧失的现象，或正处于意识丧失的状态；③ 头部剧烈疼痛；④ 眼、耳、鼻周围有出血症状；⑤ 有抽风、麻痹、言语障碍等症状。

教育学前儿童摔伤头部后务必及时告诉成人。

十二、小外伤

1. 跌倒蹭破皮肤的处理

学前儿童奔跑、跳跃时不慎跌倒，很容易蹭破膝盖、胳膊肘，尤其是穿衣较少的夏季，更为常见。蹭破皮肤后应先观察学前儿童伤口的深浅，若伤口较浅仅仅蹭破了表皮，只需将伤口处的泥沙清理干净即可。如果伤口较深、有出血，应该用自来水或生理盐水清洁伤口，并用酒精消毒伤口，处理后无须包扎。若伤势较严重，需去医院治疗。

2. 扎刺的处理

学前儿童周围的物品并非十分光滑，如带刺的花草、木棍、竹棍等。竹刺、木刺扎入皮肤后，有时有一部分露出皮肤，有刺痛感，应立即取出。具体处理办法是:先将伤口用自来水或生理盐水清洗,然后,用消毒过的针或镊子顺着刺的方向把刺全部挑、拔出来,不应有残留,并挤出淤血,随后再用酒精消毒伤口。如果刺扎在了指甲里或难以拔除,应送医院处理。

3. 剪刀、小刀等文具的划伤与切伤的处理

学前儿童在使用剪刀、小刀等文具或触摸纸边、草叶和打碎的玻璃器具、陶器时,都可能会发生手被划破的事故。具体处理办法是:用干净的纱布按压伤口止血,止血后,在伤口周围用 75％ 的酒精由里向外消毒,敷上消毒纱布,用绷带包扎。如果是玻璃器皿扎伤,应先用清水清理伤口,用镊子清除碎玻璃片,消毒后进行包扎。

4. 挤伤的处理

学前儿童的手指经常被门、抽屉挤伤,给学前儿童造成痛苦,严重时,可出现指甲脱落的现象,应及时发现并处理。具体办法是:若无破损,可用水冲洗,进行冷敷,以便减轻痛苦;疼痛难忍时,可将受伤的手指高举过心脏,缓解痛苦。若有出血,应消毒、包扎、冷敷。若指甲掀开或脱落,应立即去医院。

复习与思考

1. 学前儿童发生意外事故的原因是什么?
2. 托幼机构如何有效开展安全教育?
3. 骨折的现场急救原则是什么?
4. 如何处理鼻出血?
5. 什么叫"青枝骨折"?
6. 如何观察小儿呼吸?
7. 怎样对患儿进行人工呼吸?
8. 进行胸外心脏按压应注意什么?

中国居民膳食营养参考日摄入量(2013版)

中国居民膳食能量需要量(EER)

能量/(kcal/d)

类别 年龄/岁	身体活动水平 (轻)		身体活动水平(中)		身体活动水平(重)	
0 岁～	—a	—	90 kcal/(kg · d)	90 kcal/(kg · d)	—	—
0.5 岁～	—	—	80 kcal/(kg · d)	80 kcal/(kg · d)	—	—
1 岁～	—	—	900	800	—	—
2 岁～	—	—	1 100	1 000	—	—
3 岁～	—	—	1 250	1 200	—	—
4 岁～	—	—	1 300	1 250	—	—
5 岁～	—	—	1 400	1 300	—	—
6 岁～	1 400	1 250	1 600	1 450	1 800	1 650
7 岁～	1 500	1 350	1 700	1 550	1 900	1 750
8 岁～	1 650	1 450	1 850	1 700	2 100	1 900
9 岁～	1 750	1 550	2 000	1 800	2 250	2 000
10 岁～	1 800	1 650	2 050	1 900	2 300	2 150
11 岁～	2 050	1 800	2 350	2 050	2 600	2 300
14 岁～	2 500	2 000	2 850	2 300	3 200	2 550
18 岁～	2 250	1 800	2 600	2 100	3 000	2 400
50 岁～	2 100	1 750	2 450	2 050	2 800	23 250
65 岁～	2 050	1 700	2 350	1 950	—	—
80 岁～	1 900	1 500	2 200	1 750	—	—
孕妇(早)	—	+0	—	+0b	—	+0
孕妇(中)	—	+300	—	+300	—	+300
孕妇(晚)	—	+450	—	+450	—	+450
乳母	—	+500	—	+500	—	+500

a. 未制定参考值者用"—"表示。

b. "＋"表示在同龄人群参考值基础上额外增加量。

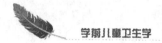
中国居民膳食蛋白质参考摄入量(DRIs)

人群	EAR/(g/d)		RNI/(g/d)	
	男	女	男	女
0 岁～	—a	—	9(AI)	9(AI)
0.5 岁～	15	15	20	20
1 岁～	20	20	25	25
2 岁～	20	20	25	25
3 岁～	25	25	30	30
4 岁～	25	25	30	30
5 岁～	25	25	30	30
6 岁～	25	25	35	35
7 岁～	30	30	40	40
8 岁～	30	30	40	40
9 岁～	40	40	45	45
10 岁～	40	40	50	50
11 岁～	50	45	60	55
14 岁～	60	50	75	60
18 岁～	60	50	65	55
50 岁～	60	50	65	55
65 岁～	60	50	65	55
80 岁～	60	50	65	55
孕妇(早)	—	＋0b	—	＋0
孕妇(中)	—	＋10	—	＋15
孕妇(晚)	—	＋25	—	＋30
乳母	—	＋20		＋25

a. 未制定参考值者用"—"表示。

b. "＋"表示在同龄人群参考值基础上额外增加量。

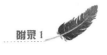

中国居民膳食营养素建议摄入量(PI－NCD)

人群	钾/(mg/d)	钠/(mg/d)	维生素 C/(mg/d)
0 岁～	—a	—	—
0.5 岁～	—	—	—
1 岁～	—	—	—
4 岁～	2 100	1 200	—
7 岁～	2 800	1 500	—
11 岁～	3 400	1 900	—
14 岁～	3 900	2 200	—
18 岁～	3 600	2 000	200
50 岁～	3 600	1 900	200
65 岁～	3 600	1 800	200
80 岁～	3 600	1 700	200
孕妇(早)	3 600	2 000	200
孕妇(中)	3 600	2 000	200
孕妇(晚)	3 600	2 000	200
乳母	3 600	2 000	200

a. 未制定参考值者用"—"表示。

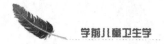

中国居民膳食碳水化合物、脂肪酸参考摄入量(DRIs)

人群	碳水化合物/ (g/d)	亚油酸/ %Eb	α-亚麻酸/ %E	EPA+DHA/ (g/d)
	EAR	AI	AI	AI
0 岁~	60(AI)	7.3(0.15gc)	0.87	0.10d
0.5 岁~	85(AI)	6	0.66	0.10d
1 岁~	120	4	0.6	0.10d
4 岁~	120	4	0.6	—
7 岁~	120	4	0.6	—
11 岁~	150	4	0.6	—
14 岁~	150	4	0.6	—
18 岁~	120	4	0.6	—
50 岁~	120	4	0.6	—
65 岁~	—a	4	0.6	—
80 岁~	—	4	0.6	—
孕妇(早)	130	4	0.6	0.25(0.20d)
孕妇(中)	130	4	0.6	0.25(0.20d)
孕妇(晚)	130	4	0.6	0.25(0.20d)
乳母	160	4	0.6	0.25(0.20d)

a. 未制定参考值者用"—"表示。

b. %E 为占能量的百分比。

c. 为花生四烯酸。

d. DHA

注:我国 2 岁以上儿童及成人膳食中来源与食品工业加工产生的反式脂肪酸的 UL 为<1%E。

中国居民膳食微量营养素平均需要量（EAR）

人群	钙/(mg/d)	磷/(mg/d)	镁/(mg/d)	铁/(mg/d) 男	女	碘/(ug/d)	锌/(mg/d) 男	女	硒/(ug/d)	铜/(mg/d)	钼/(ug/d)	维生素A/(ugRAE/d)b 男	女
0岁~	—a	—	—	—	—	—	—	—	—	—	—	—	—
0.5岁~	—	—	—		7	—		2.8	—	—	—	—	—
1岁~	500	250	110		6	65		3.2	20	0.25	35	220	
4岁~	650	290	130		7	65		4.6	25	0.3	40	260	
7岁~	800	400	180		10	65		5.9	35	0.4	55	360	
11岁~	1 000	540	250	11	14	75	8.2	7.6	45	0.55	75	480	450
14岁~	800	590	270	12	14	85	9.7	6.9	50	0.6	85	590	450
18岁~	650	600	280	9	15	85	10.4	6.1	50	0.6	85	560	480
50岁~	800	600	280	9	9	85	10.4	6.1	50	0.6	85	560	480
65岁~	800	590	270	9	9	85	10.4	6.1	50	0.6	85	560	480
80岁~	800	560	260	9	9	85	10.4	6.1	50	0.6	85	560	480
孕妇(早)	+0	+0	+30		+0e	+75		+1.7	+4	+0.10	+7		+0
孕妇(中)	+160	+0	+30		+4	+75		+1.7	+4	+0.10	+7		+50
孕妇(晚)	+160	+0	+30		+7	+75		+1.7	+4	+0.10	+7		+50
乳母	+160	+0	+0		+3	+85		+3.8	+15	+0.50	+3		+400

171

(续表)

人群	维生素D/(ug/d)	维生素B1/(mg/d)		维生素B2/(mg/d)		维生素B6/(mg/d)	维生素B12/(ug/d)	叶酸/(ugDFE/d)c	烟酸/(mgNE/d)d		维生素C/(mg/d)
		男	女	男	女				男	女	
0岁~	—	—	—	—	—	—	—	—	—	—	—
0.5岁~	—	—	—	—	—	—	—	—	—	—	—
1岁~	8	0.5	0.5	0.5	0.5	0.5	0.8	130	5	5	35
4岁~	8	0.6	0.6	0.6	0.6	0.6	1	150	7	6	40
7岁~	8	0.8	0.8	0.8	0.8	0.8	1.3	210	9	8	55
11岁~	8	1.1	1	1.1	0.9	1.1	1.8	290	11	10	75
14岁~	8	1.3	1.1	1.3	1	1.2	2	320	14	11	85
18岁~	8	1.2	1	1.2	1	1.2	2	320	12	10	85
50岁~	8	1.2	1	1.2	1	1.3	2	320	12	10	85
65岁~	8	1.2	1	1.2	1	1.3	2	320	11	9	85
80岁~	8	1.2	1	1.2	1	1.3	2	320	11	8	85
孕妇(早)	+0	—	+0	—	+0	+0.7	+0.4	+200	—	+0	+0
孕妇(中)	+0	—	+0.1	—	+0.1	+0.7	+0.4	+200	—	+0	+10
孕妇(晚)	+0	—	+0.2	—	+0.2	+0.7	+0.4	+200	—	+0	+10
乳母	+0	—	+0.2	—	+0.2	+0.2	+0.6	+130	—	+2	+40

a. 未制定参考值者用"—"表示。

b. 视黄醇活性当量(RAE,ug)=膳食或补充剂来源全反式视黄醇(ug)+1/2补充剂纯品全反式β-胡萝卜素(ug)+1/12膳食全反式β-胡萝卜素(ug)+1/24其他膳食维生素A原类胡萝卜素(ug)。

c. 膳食叶酸当量(DFE,ug)=天然食物来源叶酸(ug)+1.7×合成叶酸(ug)。

d. 烟酸当量(NE,mg)=烟酸(mg)+1/60色氨酸(mg)。

e. "+"表示在同龄人群参考值基础上额外增加量。

中国居民膳食矿物质推荐摄入量（RNI）或适宜摄入量（AI）

人群	钙/ (mg/d) RNI	磷/ (mg/d) RNI	钾/ (mg/d) AI	钠/ (mg/d) AI	镁/ (mg/d) RNI	氯/ (mg/d) AI	铁/ (mg/d) RNI 男	铁/ (mg/d) RNI 女	碘/ (ug/d) RNI	锌/ (mg/d) RNI 男	锌/ (mg/d) RNI 女	硒/ (ug/d) RNI	铜/ (mg/d) RNI	氟/ (mg/d) AI	铬/ (ug/d) AI	锰/ (mg/d) AI	钼/ (ug/d) RNI
0岁~	200(AI)	100(AI)	350	170	20(AI)	260	0.3(AI)	0.3(AI)	85(AI)	2.0(AI)	2.0(AI)	15(AI)	0.3(AI)	0.01	0.2	0.01	2(AI)
0.5岁~	250(AI)	180(AI)	350	350	65(AI)	550	10	10	115(AI)	3.5	3.5	20(AI)	0.3(AI)	0.23	4	0.7	15(AI)
1岁~	600	300	900	700	140	1 100	9	9	90	4	4	25	0.3	0.6	15	1.5	40
4岁~	800	350	1 200	900	160	1 400	10	10	90	5.5	5.5	30	0.4	0.7	20	2	50
7岁~	1 000	470	1 500	1 200	220	1 900	13	13	90	7	7	40	0.5	1	25	3	65
11岁~	1 200	640	1 900	1 400	300	2 200	15	18	110	10	9	55	0.7	1.3	30	4	90
14岁~	1 000	710	2 200	1 600	320	2 500	16	18	120	11.5	8.5	60	0.8	1.5	35	4.5	100
18岁~	800	720	2 000	1 500	330	2 300	12	20	120	12.5	7.5	60	0.8	1.5	30	4.5	100
50岁~	1 000	720	2 000	1 400	330	2 200	12	12	120	12.5	7.5	60	0.8	1.5	30	4.5	100
65岁~	1 000	700	2 000	1 400	320	2 200	12	12	120	12.5	7.5	60	0.8	1.5	30	4.5	100
80岁~	1 000	670	2 000	1 300	310	2 000	12	12	120	12.5	7.5	60	0.8	1.5	30	4.5	100
孕妇(早)	+0b	+0	+0	+0	+40	+0	-a	+0	+110	—	+2.0	+5	+0.1	+0	+1.0	+0.4	+10
孕妇(中)	+200	+0	+0	+0	+40	+0	—	+4	+110	—	+2.0	+5	+0.1	+0	+4.0	+0.4	+10
孕妇(晚)	+200	+0	+0	+0	+40	+0	—	+9	+110	—	+2.0	+5	+0.1	+0	+6.0	+0.4	+10
乳母	+200	+0	+400	+0	+0	+0	—	+4	+120	—	+4.5	+18	+0.6	+0	+7.0	+0.3	+3

a. 未制定参考值者用"—"表示。

b. "+"表示在同龄人群参考值基础上额外增加量。

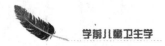

附 录 2

标准体重表

身高	140	144	148	152	156	160	164	168	172	176	180	184	188
男 15	41	42	43	44	45	47	48	50	53	55	58	58	70
男 17	44	44	45	47	48	49	51	53	55	58	61	61	72
男 19	46	47	49	50	52	52	54	56	58	61	64	67	70
男 21	48	49	50	51	53	54	55	57	60	62	65	69	72
男 23	49	50	51	52	53	55	56	58	60	63	66	70	73
男 25	49	50	51	52	54	55	57	59	61	63	67	71	74
男 27	49	50	51	52	54	55	57	59	61	64	67	71	74
男 29	50	51	52	53	55	56	57	59	61	64	67	71	74
男 31	50	51	52	53	55	56	58	60	62	65	68	72	75
男 33	51	52	53	54	56	57	58	60	63	65	68	72	75
男 35	51	52	53	54	56	57	59	61	63	66	69	73	76
男 37	52	53	54	55	56	58	59	61	63	66	69	73	76
男 39	52	53	54	55	57	58	60	61	64	66	70	74	77
男 41	52	53	54	55	57	58	60	62	64	67	70	74	77
男 43	52	53	55	56	57	58	60	62	64	67	70	74	77
男 45	53	54	55	56	57	59	60	62	64	67	70	74	77
男 47	53	54	55	56	58	59	61	63	65	67	71	75	78
男 49	53	54	55	56	58	59	61	63	65	68	71	75	78
男 51	53	54	56	57	58	59	61	63	65	68	71	75	78
男 53	53	54	56	57	58	59	61	63	65	68	71	75	78
男 55	53	54	55	56	58	59	61	63	65	68	71	75	78
男 57	53	54	55	56	57	59	60	62	65	67	70	74	77
男 59	52	53	55	56	57	58	60	62	64	67	70	74	77
男 61	52	53	55	56	57	58	60	62	64	67	70	74	77
男 63	52	53	55	56	57	58	60	62	64	67	70	74	77
男 65	52	53	55	56	57	58	60	62	64	67	70	74	77
男 67	52	53	55	56	57	58	60	62	64	67	70	74	77
男 69	52	53	55	56	57	58	60	62	64	67	70	74	77
男 71	52	53	55	56	57	58	60	62	64	67	70	74	77
男 73	52	53	55	56	57	58	60	62	64	67	70	74	77

(续表)

身高	140	144	148	152	156	160	164	168	172	176	180	184	188
女 15	38	39	40	42	44	45	48	51	54	58	64	68	71
女 17	42	43	44	46	47	49	52	54	58	62	67	71	74
女 19	43	44	46	47	49	51	53	56	59	63	69	73	76
女 21	43	45	46	47	49	51	53	56	59	64	69	73	76
女 23	44	45	46	47	49	51	53	56	59	64	69	73	76
女 25	44	45	46	48	49	51	54	56	60	64	69	73	76
女 27	45	46	47	48	50	52	54	57	60	65	70	74	77
女 29	45	46	47	49	51	53	55	58	61	65	71	75	78
女 31	46	47	48	49	51	53	55	58	61	65	71	75	78
女 33	46	47	48	50	51	53	56	58	62	66	72	76	79
女 35	46	48	49	50	52	54	56	59	62	67	72	76	79
女 37	47	48	49	51	53	55	57	60	63	67	73	77	80
女 39	48	49	50	52	53	55	58	60	64	68	73	77	80
女 41	48	50	51	52	54	56	58	61	64	69	74	78	81
女 43	49	50	51	53	55	56	59	62	65	69	75	79	82
女 45	49	50	52	53	55	57	59	62	65	69	75	79	82
女 47	50	51	52	53	55	57	59	62	65	70	75	79	82
女 49	50	51	52	53	55	57	59	62	66	70	75	79	82
女 51	50	51	52	54	55	57	60	62	66	70	75	79	82
女 53	50	51	53	54	56	58	60	63	66	70	76	80	83
女 55	51	52	53	55	56	58	60	63	66	71	76	80	83
女 57	51	52	53	55	56	58	60	63	67	71	76	80	83
男 75	52	53	55	56	57	58	60	62	64	67	70	74	77
女 59	51	52	53	55	56	58	60	63	67	71	76	80	83
女 61	50	51	52	54	56	58	60	63	66	70	76	80	83
女 63	50	51	52	54	55	57	60	62	66	70	75	79	82
女 65	50	51	52	54	55	57	60	62	65	70	75	79	82
女 67	50	51	52	54	55	57	60	62	65	70	75	79	82
女 69	50	51	52	54	55	57	60	62	65	70	75	79	82
女 71	50	51	52	54	55	57	60	62	65	70	75	79	82
女 73	50	51	52	54	55	57	60	62	65	70	75	79	82
女 75	50	51	52	·54	55	57	60	62	65	70	75	79	82

主要参考文献

[1] 侯曼. 少年儿童健康教育[M]. 北京:人民教育出版社,2006.

[2] 顾荣芳. 学前儿童卫生学[M]. 江苏:江苏教育出版社,2006.

[3] 朱家雄,汪乃铭,戈柔. 学前儿童卫生学(修订版)[M]. 北京:华东师范大学出版社,1999.

[4] 麦少美,孙树珍. 学前儿童健康教育活动指导[M]. 上海:复旦大学出版社,2005.

[5] 欧新明. 学前儿童健康教育[M]. 北京:教育科学出版社,2003.

[6] 麦少美,高秀欣. 学前卫生学[M]. 上海:复旦大学出版社,2005.

[7] 万钫. 幼儿卫生学[M]. 北京:北京师范大学出版社,2009.

[8] 朱家雄. 学前儿童心理卫生[M]. 北京:人民教育出版社,1994.

[9] 王练. 学前卫生学[M]. 北京:高等教育出版社,2011.

[10] 李雪荣. 儿童行为与情绪障碍[M]. 上海:上海科学技术出版社,1987.

[11] 韩宏莉,李翠莲. 幼儿卫生与保健常识[M]. 河北:河北科技出版社,2012.

[12] 张兰香,潘秀萍. 学前儿童卫生与保健[M]. 北京:北京师范大学出版社,2011.

[13] 王雁. 学前儿童卫生与保健[M]. 北京:中央广播电视大学出版社,2011.

[14] 王东红,王洁. 幼儿卫生保健[M]. 北京:高等教育出版社,2012.

[15] 王来圣. 学前卫生学[M]. 北京:科学出版社,2011.

[16] 戴南海. 学前儿童卫生与保育[M]. 湖南:湖南大学出版社,2012.

[17] 赵丽丽. 幼儿卫生与保健[M]. 北京:中国劳动社会保障出版社,2008.

[18] 郦燕君. 学前儿童卫生保健[M]. 北京:高等教育出版社,2007.

[19] 郑日昌,陈永胜. 儿童心理辅导[M]. 上海:华东师范大学出版社,2003.

[20] 喻正莹,代晓明,秦东方. 学前卫生学[M]. 湖南:湖南师范大学出版社,2015.

[21] 中国营养学会. 中国居民膳食指南(2016 版)[M]. 北京:人民卫生出版社,2016.

[22] 中国营养学会. 中国居民膳食营养素参考摄入量速查手册(2013 版)[M]. 北京:中国标准出版社,2014.

后　记

　　《学前儿童卫生学》是学前教育专业中的一门主干理论课程,是幼儿教师和幼儿园管理者必备的教学和实践的指导性课程,是学前教育学和学前心理学等学科的基础,它涉及面广,综合了生物学、心理学、教育学、社会学等学科,因此具有多面性和综合性的特点,属于学前教育专业中具有边缘学科性质的主干课程。

　　学前教育机构十分强调"保中有教,教中有保,保教结合,保教并重"。通过学习《学前儿童卫生学》,学生应全面掌握学前儿童解剖生理特点以及身体发展的规律,系统了解学前儿童常见心理卫生问题及教育对策,掌握营养学基础知识,了解托幼机构的膳食管理,熟悉教育环境创设及教育过程中的卫生要求,了解学前儿童常见疾病的有关知识及基本急救措施,能够对学前儿童的身心发展进行科学的评价。本课程能帮助学生正确认识和理解学前儿童卫生保健领域内的多种理论和实践问题,使学生获得从事学前教育活动的所应具备的专业素养,提高学生的保育实践能力。

　　本书作为"学前儿童卫生学"课程的教学用书,主要针对的是高等院校学前教育专业本、专科层次的学生,同时也可以作为幼儿园教师在职培训和学习的参考用书。

　　本书的完成是集体协作的结晶,也是学前教育理论研究者与实践者合作的结晶。首先,由主编制订编写计划,在此基础上,编写者共同讨论编写细节,然后分头编写。具体编写分工为:韦小明:第一章;李传瑛:第二章;朱焕芝:第三章;王丽莉:第四章;葛吉文:第五章;杨凤芹:第六章;梁婧:第七章;孙海燕:第八章。全部书稿汇总后,由主编进行统稿并最终定稿。

　　本书在编写过程中参阅并引用了大量研究者的相关文献,在此一并向所有的文献作者致谢!感谢淮阴师范学院教育科学学院领导对本书编写与出版的大力支持!感谢南京大学出版社的王抗战老师、本书的责任编辑陆燕为本书的出版付出大量而辛苦的劳动。

　　由于编写时间紧迫,加之编者水平有限,本教材难免还存有诸多不当之处,真诚希望各位同行和读者批评指正,以便今后改进。

韦小明

2013 年 7 月